Rüdiger Dahlke, Jahrgang 1951, Medizinstudium in München, Dissertation über die Psychosomatik des kindlichen Asthma bronchiale, Weiterbildung zum Arzt für Naturheilwesen und in Psychotherapie (Reinkarnationstherapie); 12jährige Zusammenarbeit mit Thorwald Dethlefsen, die sich in verschiedenen Seminaren und in dem gemeinsamen Buch »Krankheit als Weg« niederschlägt; als Fortsetzung dieser Thematik schreibt Rüdiger Dahlke 1992: »Krankheit als Sprache der Seele«. Leitung von Fasten- und Meditationskursen und Seminaren über Psychosomatische Medizin; 1990 Gründung des »Heilkundezentrums Johanniskirchen«. Dort, in 84381 Johanniskirchen, als Arzt und Psychotherapeut tätig.

Rüdiger Dahlke

Gewichtsprobleme

Be-Deutung und Chance von Übergewicht und Untergewicht

Knaur

Von Rüdiger Dahlke ist außerdem erschienen:

Herz(ens)-Probleme (Band 76010)
Die Psychologie des blauen Dunstes (Band 76025)
Verdauungsprobleme (Band 76026)

Vollständige Taschenbuchausgabe Januar 1998
Droemersche Verlagsanstalt Th. Knaur Nachf., München
Dieses Taschenbuch ist auch unter der Bandnummer 76024 erhältlich

Umschlaggestaltung: Vision Creativ, München
Umschlagfoto: TCL/BAVARIA, Gauting
Druck und Bindung: Ebner Ulm
Printed in Germany
ISBN 3-426-77332-5

5 4 3 2 1

Inhalt

ERSTER TEIL

ZWEITER TEIL

ERSTER TEIL

I Einleitung: Von der Wichtigkeit des ersten Paradiesapfels

Nach mehr als zehnjähriger Arbeit als Arzt und Psychotherapeut bleibt mir als erstaunliches Fazit: Fast jeder Mensch hat Probleme mit seinem Gewicht. Ein großer Teil der Menschen in diesem Land kämpft dabei ganz konkret mit seinem Körpergewicht, meist gegen handfeste, überzählige Pfunde. Andere kämpfen im seelischen Bereich, etwa um ihr Gewicht in einer Beziehung, und sehr, sehr viele auf dem gesellschaftlichen Parkett. Da geht es um die Stellung in der Firma, die Anerkennung der eigenen Leistung, kurz: um das eigene *Gewicht* im sozialen Leben. Und einem, allerdings kleinen, Teil kommt es auf geistig-seelisches *Gewicht*, ja Gleichgewicht an, auf die eigene geistige Entwicklung und den spirituellen Weg. Auch hierbei geht es ums Gewicht, denn wie wir aus Mythologien und Religionen wissen, werden zum Schluß bei der Endabrechnung die Seelen gewogen. Im ägyptischen Mythos ist es die Göttin Maat, die mit ihrer Waage dieses Amt der Richterin versieht, in der griechischen Antike ist es Pluto, der die Seelen wiegt, wenn diese sein Reich, die Unterwelt, durchwandern. Solche Seelenbilder verweisen schon darauf, daß es beim Gewicht offensichtlich nicht nur um dessen körperlichen Aspekt geht.
Viele Menschen sind sogar gleichzeitig auf mehreren Ebenen in eine Auseinandersetzung mit ihrem Gewicht verwickelt. Wenn man genauer hinschaut und hinhorcht, etwa in einer Psychotherapie, findet man, daß es meist um alle Ebenen gleichzeitig geht, auch wenn dies dem Betroffenen nur selten bewußt ist. Gerade die körperliche Ebene des Übergewichts, die im wahrsten Sinne des Wortes alles andere überdeckt, ist meist nur Ersatzschauplatz für ein seelisches Thema. Dann bedarf es ei-

niger Anstrengung, die tiefere Ebene freizulegen. Ähnlich wie bei archäologischen Ausgrabungen muß man dabei sorgfältig, aber konsequent Schicht für Schicht abtragen, bis sich in der Tiefe die wesentlichen Strukturen zeigen. An diese Arbeit will sich dieses Buch machen.
Auch wenn wir uns vor allem den Gewichtsproblemen unserer eigenen Zeit zuwenden wollen und hier wieder besonders denen, die mit dem Essen zu tun haben, mag es beruhigen zu wissen, daß die Menschen zu allen Zeiten ihre liebe Not mit dem Gewicht und dem Essen hatten.
Seit der Vertreibung aus dem Paradies gibt es keine Zeit, die hier eine Ausnahme macht. Adam und Eva legten bereits den Grundstein, begann doch ihr Weg in die Welt mit dem Essen der verbotenen Frucht. All die weiteren Probleme finden wir hier schon angelegt. Sicher hat Eva mit sich gekämpft, bevor sie jenen Apfel pflückte, der die Menschheitsgeschichte einleitete, schließlich hatte Gott nachdrücklich versucht, ihn ihr madig zu machen. Worum ging es ihr? Um ihr Eigen*gewicht* Gott gegenüber? Um den sinnlichen Genuß der verbotenen Frucht? Warum konnte sie sich in einem so entscheidenden Fall nicht zurückhalten? könnte man naiv fragen. Für die Übergewichtigen dieser Welt ist die Welt voller verbotener Früchte, warum können sie sich nicht zurückhalten? Die Antwort liegt offenbar nicht an der Oberfläche, dort begegnen wir nur so wohlfeilen Ratschlägen wie: »Sie müßten doch nur . . .« Ja, sie müßten nur, aber sie können nicht, weil ihr inneres Muster dagegen steht. So wie es für Evas Lebensmuster richtig und *wichtig* war zuzugreifen, ist es für alle ihre Leidensgenossinnen und -genossen wichtig zuzugreifen. Und letztlich sind wir alle insgesamt noch keinen Schritt weiter gekommen. Eva, was übersetzt »das Leben« heißt, hat viele Töchter bekommen, und diese verführen auch heute noch zum *Naschen*, ja lassen sich selbst *vernaschen*, und nicht selten spielen dabei auch heute noch ihre *Äpfelchen* die versuchende Rolle. Immer noch lassen sich Evas

Töchter vom Teufel reiten, um »unschuldige« Männer auf den Entwicklungsweg zu (ver)führen.

Und stellen wir uns nur vor, Eva hätte diesen »Fehler« nicht gemacht! Die Entwicklung der Menschheit wäre stehengeblieben. Wir säßen noch heute im Paradies, könnten nicht zwischen Gut und Böse unterscheiden, ja wir könnten überhaupt nichts unterscheiden und nichts erkennen. All das wurde erst durch den verbotenen Genuß vom Baum der Erkenntnis möglich. Wie uns die Bibel berichtet, bemerkten Adam und Eva erst danach, daß sie nackt waren und verschiedenen Geschlechts. Evas »Fehler« erst ermöglichte ihr, zu erkennen, daß ihr etwas fehlte, und setzte so ihre weitreichende Entwicklung in Gang.

Immerhin verdanken wir Evas Kosten vom verbotenen Apfelbaum auch die Liebe. Denn ohne die Unterscheidung der Geschlechter gäbe es auch keine Liebe zwischen ihnen. Dieser erste besondere Apfel wird so zum Urahn aller späteren Liebesäpfel. Allerdings auch zum Vorfahren all der vielen Zankäpfel, denn der Unterscheidung von Gut und Böse verdanken wir auch all unsere *Zwie*tracht.

Ganz entsprechend sind es noch heute unsere Fehler, die Entwicklung in Gang bringen, sobald sie erkannt werden. Und wie Eva so vieles ihren verbotenen Gelüsten verdankt, verdankt jeder ihrer Nachfahren seinen individuellen verbotenen Gelüsten eine Menge. Sie machen ebensoviel Sinn. Diesen zu entschlüsseln wird unsere Aufgabe sein.

Aber noch weit mehr ist in der biblischen Ursituation eingefangen. So wie Eva beispielhaft ist in ihrem Mut, das ganze Spiel zu beginnen, kommt auch Adam auf der Gegenposition eine zeitlose Vorbildfunktion zu. Und wieder ist Essen der Auslöser. Eva pflückt den Apfel zwar, reicht ihn aber dann an Adam weiter, und der *frißt ihr aus der Hand*. Er genießt die verbotene Speise und nimmt auch die Früchte dieses Genusses an, eben Erkenntnis und Unterscheidungsfähigkeit. Als es aber um die

Verantwortung geht, stellt er sich taub bzw. flüchtet in die erste Projektion. Denn als Gott die beiden zur Rede stellt, entschuldigt sich Adam: »Ich war's gar nicht, die da hat's aus*gefressen*. Das Weib, das du mir zur Seite gestellt hast, die gab mir davon!« Und dabei deutete er frech auf seine Gefährtin. Die Schuld schiebt er also lieber auf sie und stellt sich selbst lediglich als harmlosen Mit-Esser hin. Auf seinen Spuren sind wir durch die Zeiten alle gewandelt. Wir wollen nicht schuld sein und die Verantwortung für unser Handeln nicht tragen; das sollen bitte schön, die anderen tun. Und wenn sich sonst niemand findet, eben Gott selbst, der einem solche Gefährten gegeben hat. So ist Projektion unser Lieblingsspiel geworden und beschäftigt uns noch immer tagein, tagaus. Die heute mit verbotenen Speisen kämpfenden Menschen mit ihren modernen Gewichtsproblemen machen hier keine Ausnahme. Da sind die Drüsen schuld und die Erbanlagen, die Konstitution und die falsche Erziehung, die Überfütterung in den frühen Jahren und die Fettzellen, die Werbung und, und, und ...

Bei Adam und Eva könnten wir noch lange verweilen. Allein schon die Tatsache, daß Adam Eva aus der Hand frißt, ist in ihrer Zeitlosigkeit bedeutungsschwanger. Sollte schon damals die *Liebe durch den Magen* gegangen sein? Und vieles, was uns noch heute in Teufels *Küche* bringt, kam es nicht schon damals aus ebendieser? Die Schlange und die Verführung und unsere Verführbarkeit und die Konzepte moderner Werbung ... Wem all das zu religiös und mythisch klingt, der hat auch bei der wissenschaftlichen Version der Ur*suppe*, aus der das Leben einst entstanden sein soll, immerhin noch eine Suppe vor sich.

Bevor wir uns aber in der alten bzw. zeitlosen Zeit verlieren, sind noch einige gewichtige Vorbemerkungen zu machen: Es geht uns nicht um Bewertung von Mustern, sondern um ihre Auffindung. Leid ist oft, vor allem wenn es nicht geteilt wird, schwer nachvollziehbar. So kann jemand an 3 Kilogramm Übergewicht durchaus leiden, während sich ein anderer mit 30 ganz wohl fühlt. Während sich eine Frau mit Größe und Gewicht ihrer Brüste einfach nicht abfinden kann, mag es durchaus sein, daß eine andere sie gerade darum besonders beneidet. Wo einer noch stolz auf seinen Bierbauch verweist, mag ein anderer unter ein bißchen Hüftspeck *deut*lich leiden. Der einen Traumfigur mag für die andere durchaus unweiblich und kränkend sein.

Wir wollen hier davon ausgehen, daß auf alle Fälle das, was vom Betroffenen leidvoll erlebt wird, Symptom ist und damit eine Deutung verdient. Insofern behandeln wir auch Symptome, die z. B. medizinisch gar nicht als solche gelten, wie etwa Untergewicht. Auch sollte aus den Beispielen klarwerden, daß der einzelne immer nur für sich entscheiden kann, wie sehr etwas bei ihm Symptom ist. Natürlich ist auch der Bierbauch ein Symptom. Wenn er aber mit Freude akzeptiert wird, bleibt es doch für uns unsinnig, diesem Menschen die entsprechende Be*deutung* zu enthüllen. Nur wenn der Betroffene bereit ist, sich von der Botschaft seiner Symptome be*treffen* zu lassen, machen Deutungen Sinn. Anderenfalls gehen sie eher in Richtung Einmischung und schnöde Besserwisserei. Im übrigen werden sie in solchen Situationen, gerade wenn sie stimmen, heftigste Abwehrreaktionen zutage fördern — und mit Recht.

Insofern scheint es schon hier, ganz zu Beginn unseres Unterfangens, wichtig, darauf hinzuweisen, daß dieses Buch für Betroffene geschrieben wurde, um ihnen zu helfen, sich selbst in ihrem Symptom zu erkennen. Nur deswegen sind die Formulierungen so locker und oft hart gewählt. Wer aber dieses Buch schon bis hierher gelesen hat, sollte sich klarmachen, daß er zu den Betroffenen gehört. Anderenfalls hätte er gar kein Interesse für das Thema. Vielleicht liegt die Betroffenheit auf einer etwas anderen Ebene, aber da wird sie sein — es ist eine Frage der Ehrlichkeit, sie zu entdecken.

Auf der Entdeckungsreise zu den eigenen Gewichtsproblemen und dem Muster, das ihnen zugrunde liegt, kann es sehr hilfreich sein, sich von Anfang an Aufzeichnungen zu machen. Wann immer im Verlaufe dieses Buches ein Punkt auftaucht, der einen trifft und folglich betroffen macht, lohnt es sich, ihn stichwortartig festzuhalten. So wird auf der Reise durch die Welt der Gewichtsprobleme nebenbei eine Art Steckbrief* des eigenen Musters heranwachsen.

Wenn wir auf unserem Weg Anleihen bei der Kriminalistik machen, hat das einen guten Grund: Wenig ist so schwer, wie sich selbst auf die Spur zu kommen und dieser Spur dann bis zum eigenen Lebensmuster zu folgen. Das Vorgehen dabei muß dem eines geradezu genialen Kriminalkommissars gleichen, und der Steckbrief kann zum Schluß wichtige Hinweise liefern und zur Basis werden, um aus dem Puzzle der verdächtigen Elemente ein Gesamtbild zu entwickeln: das steckbrieflich gesuchte Muster.

Es geht darum, sich zuerst einmal selbst zu überführen. Danach erst kann mit einer sinnvollen Resozialisierung auf dem Boden des durchschauten Musters, aber in einem sinnvolleren Rahmen begonnen werden.

* Gut eignen würde sich z. B. ein zu einem handlichen Lesezeichen gefalteter Briefbogen.

II Gewichtsprobleme unserer Zeit und Gesellschaft

1. Zahlenspiele

Ehe wir uns in die seelische Tiefe der Fettberge wagen, wollen wir uns mit ihrer oberflächlichen Betrachtung begnügen. 60 Prozent der Bundesbürger sind übergewichtig, darunter 13 Millionen Frauen. Über 60 Prozent der Frauen unseres Landes wollen dringend abnehmen. Gewichtsprobleme sind bei uns offensichtlich vor allem Übergewichtsprobleme.

Bevor wir weiter mit solchen Zahlen hantieren, sollten wir der Frage nachgehen, wo das diesen Statistiken zugrunde liegende Übergewicht beginnt und was Normal- und was Idealgewicht ist. Die gängigste Methode zur Bestimmung des Normalgewichts verwendet die nach dem französischen Anatom und Chirurgen Paul Broca benannte Formel: Körpergröße in Zentimeter minus hundert ist gleich Normalgewicht in Kilogramm. Ein 170 Zentimeter großer Mensch hat demnach (170 minus 100) das Normalgewicht 70 Kilogramm. Um zum Idealgewicht zu kommen, zieht man hier nochmals 10 Prozent ab, also (70 minus 7) 63 Kilogramm. Übergewicht fängt laut Definition 10 Prozent über dem Normalgewicht an, also in unserem Fall (70 plus 7) über 77 Kilogramm. 20 Prozent über dem Normalgewicht beginnt, was die Mediziner »Fettsucht« nennen. Also (70 plus 14) in unserem Fall bei 84 Kilogramm.

Diese Definitionen machen an sich wenig Sinn. Warum etwa beginnt Übergewicht nicht über dem Normalgewicht, sondern erst 10 Prozent darüber? Solchen und anderen konsequenten Fragen halten diese Definitionen kaum stand, und doch sind sie die Basis für die meisten medizinischen Aussagen und so auch für die Selbsteinschätzung der betroffenen Menschen.

Bevor wir uns mit weiteren Formeln und deren Kritik verzetteln, sollten wir uns klarmachen, daß unser Idealgewicht schlicht jenes Gewicht ist, mit dem wir uns am besten in unserem Körper fühlen. Eine Normalgewichtsdefinition, die vom Idealgewicht abweicht, kann nichts anderes aussagen, als daß das in einer Bevölkerung übliche, d. h. normale Gewicht auf eine kranke Situation hinweist, eben unideal ist. Das Spiel mit Normalwerten ist zu einer Domäne der offiziellen Medizin geworden. Dabei werden die Normalwerte einfach der kranken Gesamtsituation angepaßt, und so wird das Kranke plötzlich wieder normal, groteskerweise wird das Gesunde dabei unnormal. Dieses Schicksal ereilte etwa die Blutdrucknormalwerte, die dem steigenden gesellschaftlichen Druck angepaßt wurden. Die Cholesterinnormalwerte mußten sogar das Kunststück schaffen, innerhalb von nur 25 Jahren auf das Doppelte anzusteigen. Daran wird deutlich, wie wenig die sogenannten Normalwerte über die Gesundheit des einzelnen Menschen aussagen, eigentlich sagen sie nicht einmal viel über den Gesundheitszustand einer Gesellschaft aus, vielleicht noch am ehesten etwas über ihren Geisteszustand.

Spielt man trotzdem mit diesen von der Medizinstatistik bereits geschönten Werten, kommt man etwa zu Erkenntnissen folgender Art: 14,5 Millionen Deutsche bringen zusammen 240 000 Tonnen Übergewicht auf die Waage. Selbst wenn sie das abgeben würden, wären diese Mitbürger also immer noch ausgesprochen dick, nämlich 10 Prozent über ihrem Normal-, 20 Prozent über ihrem Idealgewicht. Rechnet man diesen enormen Fettberg in Kalorien um, stellt sich heraus, daß man damit dreieinhalb Millionen Menschen ein Jahr lang ernähren könnte — oder anders ausgedrückt: Die Einwohner einer Millionenstadt wie München könnten drei Jahre lang ihren gesamten Kalorienbedarf aus diesem Fettberg decken. Würde man alle Pfunde zusammenrechnen, die über das Idealgewicht hinausgehen, käme man noch zu ungleich höheren Werten. Allein am bundesdeutschen Fett könnten dann die Hungernden der Welt fürs erste genesen.

Aber auch andere bekommen in diesen Zeiten ihr Fett ab. Die Amerikaner leben ebenfalls in einer Überflußgesellschaft gigantischen Gewichtes. Über die Hälfte von ihnen ist übergewichtig. Je höher der Wohlstand eines Volkes, desto höher scheint auch sein Durchschnittsgewicht — nicht nur in der Politik, sondern auch auf der Waage.

Normalgewichtsdefinitionen, die eigentlich darauf zielen, die wahre Situation zu verschleiern, machen so das weltweite Gewichtsproblem erst deutlich. Fettbergen auf der wohlhabenden Seite stehen gähnende Löcher auf der armen Seite gegenüber. Das Problem ist eigentlich eines des Gleichgewichtes. Was die Politiker als Nord-Süd-Gefälle * erkannt haben, zeigt sich so auch im Gewicht: Der fette Norden wiegt schwerer als der dürre Süden, der übergewichtigen Ersten Welt steht eine klapperdürre Dritte Welt gegenüber. Die einzelnen Menschen sind als Zellen ihrer jeweiligen Gesellschaft mehr oder weniger typische Repräsentanten von deren Lebens- und Essensstil.

Was können Gewichtsstatistiken dem einzelnen sonst noch sagen? Etwa, daß in den Industrienationen jeder dritte Mensch an ernährungsbedingten Symptomen stirbt oder daß bei einem Übergewicht von 10 Kilogramm jeder fünfte das fünfzigste Lebensjahr nicht erlebt, bei 20 Kilogramm Übergewicht schon jeder zweite nicht mehr. Statistisch gesehen, sind Dicke auch viel häufiger krank als Dünne und sterben natürlich früher. Sie neigen viel eher zu Gicht, zu Gallensteinen, zu Bluthochdruck und Arterienverkalkung und noch einem ganzen Spektrum anderer Symptome.

* Siehe Rüdiger Dahlke: *Der Mensch und die Welt sind eins*, München 1987.

Einigen werden solche Statistiken angst machen, helfen werden sie niemandem. Die Mechanismen hinter dem Übergewicht sind viel zu raffiniert und letztlich auch für die jeweilige Lebenssituation zu *not*wendig, als daß sie sich mit Drohungen ändern ließen.

2. Von Diäten und ärztlichen *Maß*nahmen

Über die Hälfte aller deutschen Frauen würde nur zu gerne abnehmen und nicht wenige Männer ebenso. Sie leiden unter ihrem Gewicht, schämen sich dafür, nehmen Nachteile in Kauf: von den Schwierigkeiten beim Kleiderkauf bis zu Risikozuschlägen der Krankenkassen. Da werden unzählige Kuren versucht, von der Hollywoodkur über Obstdiät, Kaninchenkur, Kartoffeldiät, Bananenkur, Saftdiät, Managerdiät, Punktdiät und Brigitte-Kur, Gemüsekur, Atkins-Diät, Eierkur, Sherrykur, Cura Romana, Proteinreiche Flüssigdiät und wie sie alle heißen. Ja selbst eine Spaghettikur, Brotdiät und Alkoholkur werden schon angeboten, aber alle, einschließlich der Garantiediät, helfen nie wirklich und können es auch nicht.
Im Gegenteil, das »Diäteln« macht dick, wissen die Erfahrenen und Leidgeprüften. Das Bedürfnis wäre riesig, Zeitungsverleger wissen es: »Diät geht immer«, wobei sich dieses »Gehen« eindeutig auf den Verkauf und nie auf den Erfolg der Diäten bezieht. Am guten Willen der Diätfans wollen wir also keineswegs zweifeln. Tatsächlich nehmen sie ja oft auch ganz gut ab, nur, damit ist das Problem mitnichten gelöst. Bestenfalls bleibt es ein Kampf, schlechteren- und häufigerenfalls *nimmt man wieder zu*, weil man irgendwann wieder *zulangt*. Dann aber *legt* man in Rekordtempo *zu*, weil der Körper mit jeder weiteren Diät auf noch bessere Futterverwertung trainiert wird. Aus der Körperlogik ist das auch sehr verständlich. Mit jedem Gramm, das er jetzt auf seinen Fettkonten verbuchen

kann, sichert er sich gegen neuerliche magere Zeiten ab, die mit jeder weiteren Diät drohen.

Meistens spielen sich Diäten im Bereich der laufenden Fettkonten ab und tangieren die zentralen Depots gar nicht, um die es den Kontoinhabern meistens gerade geht. Der Körper erweist sich hier als sehr geschickter Haushalter. Solange er kann, bewältigt er alle Ausgaben von den laufenden Konten und greift nur in extremen Dürrezeiten auf fest angelegtes Fett zurück. Mit jeder Dürrezeit wird er außerdem sparsamer und raffinierter. Diätzeiten sind für ihn zuerst einmal Katastrophen, was ihn aber nicht hindert, daraus zu lernen und schließlich sogar davon zu profitieren. Ein raffinierter Banker kann auch an einem Börsenkrach noch verdienen. Einem Börsenkrach aber kommen die meisten Diäten durchaus nahe. Bis dahin völlig unbewußt verlaufende vegetative Mechanismen wie Sättigungsreflex und Hungergefühl werden plötzlich durch die Diät bewußtgemacht und kommen durcheinander oder brechen sogar zusammen. Jeder kennt den Effekt, wenn er versucht, bewußt zu atmen oder bewußt zu gehen. Damit bringt man den Atemrhythmus erst einmal durcheinander oder kommt aus dem Tritt.

Die Angebote der Medizin entsprechen denen der Illustrierten von der Zahl und leider auch von den Erfolgsaussichten. Da wird mittels Sonde ein Ballon in den Magen geschoben und aufgepumpt, so daß ein permanentes Völlegefühl und Magendrücken jede Lust aufs Essen nimmt. Noch ein ganzes Stück weiter geht die chirurgische Ausschaltung eines größeren Dünndarmstückes, wodurch der Patient nicht mehr so viel von den gefutterten Speisen aufnehmen kann. Das Ergebnis ist sozusagen andauernder »chirurgischer Durchfall«. Von der Art her ähnlich mutet die medizinische Kiefersperre an, die schlicht und einfach das Öffnen des Mundes verhindert. Wer aber »das Maul nicht mehr aufsperren« kann, kann auch nichts hineinschieben und wird *zwangsläufig* abnehmen. Der

letzte Schrei ist auch wieder mechanischer Natur: Man nimmt nicht mehr ab, man »läßt abnehmen«, und zwar vom Chirurgen. Das bereits *einverleibte* Fett wird dabei in einem nicht ungefährlichen Verfahren abgesaugt, womit wir auf der Ebene kosmetischer Operationen wären. Man läßt sein Doppelkinn wegoperieren, wenn es zu peinlich, weil zu ehrlich wird. Schließlich kann ja sonst jeder sehen, daß man »den Hals nicht voll genug kriegen« kann. Was man sich so im Laufe der Zeiten einverleibt hat, kann natürlich mit der Zeit zu schwer werden, so daß man es hängen läßt und sich selbst dann meist gleich mit. Das Hängengelassene läßt man dann vom Chirurgen *liften* (engl. *to lift* = anheben).
Schließlich wären noch die Appetitzügler zu nennen, die das außer Kontrolle geratene Gewicht chemisch (d. h. konkret über das Gehirn) *zügeln* sollen. Wie die obigen Methoden *zäumen* sie dabei das Pferd vom Schwanz auf. All diese Methoden lassen nämlich das Bewußtsein des Übergewichtigen ganz aus dem Spiel und stehen deshalb auf gänzlich verlorenem Posten, wie schon die in ihrer Art viel harmloseren Diäten. Schlimmstenfalls erzwingen die chirurgischen Maßnahmen Gewichtsabnahme, dann aber nur zum Preis eines anderen Symptoms. Der Darmoperierte ist ja nach »erfolgreichem« Eingriff kränker als vorher, und an Appetitzüglern sind inzwischen so viele Patienten gestorben, daß die Medizin hier selbst den Rückzug angetreten hat.
In seiner Gefährlichkeit für Leib und Leben wird der ärztliche Einsatz schulmedizinischer Mittel nur noch vom Einsatz schulmedizinischer Mittel durch Laien übertroffen. Als wenig harmlos sind hier die harntreibenden Mittel zu nennen. Hinzu kommt noch, daß sie nur scheinbar, sozusagen der Waage zuliebe, das Gewicht reduzieren. Das verlorene Wasser muß ersetzt werden, oder es kommt zu massivsten Gesundheitsstörungen; wie etwa auch bei dem Versuch, »Gewichtsverluste« nach der Sauna durch Nichttrinken zu erhalten. Im übrigen ist

Durst, die natürliche Reaktion des Körpers auf solchen Unfug, viel schwerer zu ertragen als Hunger. Wie gefährlich diese *Maß*nahme ist, der in Wirklichkeit natürlich jedes Maß fehlt, wird daran klar, daß man ohne weiteres wochenlang fasten kann, aber schon nach wenigen Tagen ohne Flüssigkeit verdurstet.

Noch schneller in noch größere Probleme führt der Gebrauch bzw. Mißbrauch von Schilddrüsenhormonen, um den Stoffwechsel anzuregen. Dagegen ist der weitverbreitete Mißbrauch von Abführmitteln schon fast wieder harmlos. Allerdings führt er immerhin zu einer drastischen Schädigung der natürlichen Darmfunktion, die mit der Länge des Mißbrauchs immer mehr erlahmt. Erfolg im Sinne von wirklichem Abnehmen hat dieses Vorgehen niemals, wie sollte es auch! Schließlich sind noch einmal die Appetitzügler zu nennen, die ja häufig ihren Weg direkt in Verbraucherhände finden.

Es wäre einfach zu schön, wenn es (das Übergewicht) sich mit einer Pille schaffen oder doch von jemand anderem beseitigen ließe, wenn wir eben die Verantwortung nicht selbst übernehmen müßten! Aber diese Möglichkeit gibt es für uns nicht, wir konnten es schon an unserem Urahn, Adam, sehen: Er flog natürlich mit aus dem Paradies — trotz aller Versuche, die Verantwortung abzuschieben.

III Durch Dick und Dünn oder Gewicht in Raum und Zeit

Wir haben gesehen, wie grundsätzlich schwierig es ist, für ein so individuelles Wesen wie den Menschen etwas wie ein Ideal- oder Normalgewicht festzulegen. Trotzdem haben wir alle ein Gefühl dafür, was mit Über- und Untergewicht gemeint ist, wann ein Mensch zu dick und wann zu dünn ist. Interessanterweise hat aber jeder von uns ein etwas anderes, nämlich sein eigenes Gefühl in diesem Punkt. Generell werden unsere Gefühle bzw. Geschmäcker einige Ähnlichkeit haben und sich in ihrer Gemeinsamkeit wiederum vom Geschmack anderer Kulturen, anderer Länder und erst recht anderer Zeiten unterscheiden. Wer könnte bezweifeln, daß einige Menschen schlanke und andere üppige Formen bevorzugen. Es ist ein Glück, und es hat seine Gründe.

1. Andere Länder — andere Sitten

Schauen wir in den Osten, etwa nach Indien, finden wir ein von dem unseren völlig verschiedenes Ideal: Runde, üppige Formen sind gefragt, Fett ist schön, denn es steht für Reichtum und Überfluß. Gewicht steht hier noch direkt für Gewichtigkeit. Ein fetter Mensch zeigt an, daß er es nicht nötig hat, sich zu bewegen oder gar zu arbeiten. Er läßt sich gegebenenfalls von seinen dünnen, weil ständig gehetzten, Dienern tragen. Die voluminöse Frau drückt zudem noch den Reichtum ihres Mannes aus, sie ist sein stattliches Aushängeschild, dokumentiert sein gesellschaftliches Gewicht. Das geht so weit, daß in Indien amerikanische Filme nicht ankommen wegen der »unattraktiv dürren« Frauen; eine für uns erstaunliche Aussage angesichts sprichwörtlicher Kurvenstars aus Hollywood von Jane Mansfield bis Marilyn Monroe.

Wir brauchen aber gar nicht so weit zu gehen, schon in Italien, unserem beliebtesten Urlaubsziel, darf die Mama eine Üppigkeit *zur Schau* stellen bzw. tragen, die bei uns gänzlich verpönt wäre. Die Mutter ist hier noch Matrone, das Zentrum der Familie, und die Familie ist ihrerseits von zentraler Wichtigkeit, von der kleinen bis zur großen der Mafia. Mütterlichkeit aber ist, in Anlehnung an den Überfluß der großen Mutter Natur, mit wogenden Brüsten und überfließender Fülle assoziiert, einem breiten, gebärfreudigen Becken und einem Schoß, auf dem »Mann« noch ausruhen kann. Selbst in unserer Gesellschaft, die für Mütterlichkeit und Warmherzigkeit kaum noch Raum hat und der Mutter lange nicht eine so *tragende* und *schwerwiegende* Rolle zugesteht, wird bei ihr eine gewisse Fülle noch wohlwollend übersehen.

Frauen, die — wie heutzutage modern — in einer Totaloperation ihre mütterliche Potenz opfern, nehmen danach oft zu, so daß die mütterliche Rolle, wenigstens äußerlich, noch stellvertretend gesichert bleibt. Natürlich spielen auch die Hormone ihren Part in diesem mondigen Spiel.

Unsere Gesellschaft gesteht, ihrer Wertskala entsprechend, eine gewisse gewichtige Behäbigkeit noch am ehesten einem erfolgreichen Mann nach der Lebensmitte zu. Bei unseren Politikern akzeptieren wir offenbar zum Teil er*heb*liches Übergewicht. In einer intakten Indianerkultur wäre so etwas dagegen undenkbar. Man stelle sich nur Ludwig Erhard oder Helmut Kohl zu Pferde vor! Ganz abgesehen von der Tierquälerei, müßten Anführer von solch unförmiger Aufgeblasenheit für indianische Augen grotesk wirken.

2. Andere Zeiten — andere Ideale

Nicht nur räumliche Reisen, auch solche durch die Zeit bringen uns sehr schnell zu den verschiedensten Idealen. Die Zeiten, wo figurlose Mannequins den Trend bestimmten, sind ja noch nicht gar zu alt, vielleicht sind sie auch bald schon wieder vorbei. Twiggy jedenfalls, das »Figur«idol der sechziger Jahre, wäre noch um die Jahrhundertwende als arme und chancenlose Bohnenstange bedauert worden. Andererseits würden die vollschlanken Idealfrauen jener Zeit heute in jeder Zeitung Hinweise finden, wie sie selbst aus ihren ausgeuferten Figuren noch etwas machen könnten. Die Armen wären heutzutage alle »auf Diät«.

Nicht besser erginge es dem angeblich zeitlosen Schönheitsideal der italienischen Renaissance, Leonardos Mona Lisa. Man schaue nur einmal genauer hin oder stelle sich die Dame im T-Shirt vor. Kein Magazin würde auch nur daran denken, sie auf das Titelbild zu heben. Wahrscheinlich dürfte sie heutzutage in dieser Branche höchstens Mode für Mollige vorführen.

Nicht besser erginge es einem anderen unbestrittenen Ideal formvollendeter Schönheit, der Venus von Milo. In der heutigen Zeit und in Jeans würde sie nur noch komisch wirken in ihrer Fülle. Und doch war sie das Schönheitsideal der klassischen Antike und gilt eigentlich heute noch als solches — solange wir eben nicht genau hinschauen. In Form von Denkmälern und Statuen finden wir noch viele solcher vergangener Idealfrauen — wie die Bavaria in München oder die Freiheitsstatue in New York. Sie erinnern figürlich allesamt an Wagners Walküren und wären heute als Modelle chancenlos. Müßten ähnliche Modellfrauen in unserer Zeit gegossen werden, könnten wir eine Menge Bronze einsparen.

Allerdings gab es auch das Twiggy-Ideal schon lange vor unserer Zeit, nämlich im späten Mittelalter, wie uns die Malerei zeigt. Auf den Bildern von Hieronymus Bosch vor allem und seinen niederländischen Zeitgenossen scheinen dünne, gepeinigte Sünder an ihrer eigenen skeletthaften Erscheinung zu leiden. Die Kunst spiegelt den Totentanz wider, den das Leben unter dem Einfluß eines asketischen Christentums zu jener Zeit darstellt. Doch schon bald darauf schwemmt die noch heute sprichwörtliche Rubenssche Fülle das dürre Askese-Ideal auf einer Welle von Üppigkeit und Lebenslust davon. Die spindeldürren Spinnenwesen müssen der Grazie der Vollschlanken weichen. Nicht nur für das Leben generell, auch für das individuelle Leben der Damen jener Zeit muß diese Revolution eine unvorstellbare Befreiung gewesen sein — nach der *atemberaubenden* Enge solche Weite —, man spürt das Aufatmen geradezu in den malerischen Dokumenten jener Zeit.

Blicken wir in den Spiegel der Zeiten, fällt der beständige Wechsel zwischen den Idealen auf. Auf die dürre Ästhetik der Reformationszeit folgt eine füllige Zeit, die das Mütterliche Ideal betont, um im 18. Jahrhundert wieder von einem grazilen zur »Wespentaille« zusammengeschnürten Insektenideal abgelöst zu werden. Allerdings nur, um im folgenden Jahrhundert wieder der Fülle weichen zu müssen, die es sich nicht verkneifen konnte, Po und Hüften mit den sogenannten Tournüren noch künstlich auszubauen. Das Pendel schwingt rhythmisch hin und her. Und fast wie zu Josephs Zeiten in Ägypten folgen auf sieben fette Jahre sieben dürre.

Außerdem scheinen die Figurideale in gewisser Weise das weltanschauliche Menschenbild ihrer Zeit zu spiegeln. So wie das asketische Büßerchristentum der Reformationszeit den dürren, gepeinigten Sünder, der seine Sünden bekennt und bereut, zum Idol erhebt, neigt die folgende Zeit ganz natürlich dazu, das Langversäumte nachzuholen und sich dem Lebensgenuß und der Sinnlichkeit in Leben und Kunst hinzugeben. Die *Figuren* werden sogleich wieder voll und zeigen an, daß die Menschen von nun an keine *Kostverächter* mehr sind, sondern in jeder Hinsicht wieder zulangen. So bilden sich die Ideale und

Wertvorstellungen einer Zeit konsequent im Erscheinungsbild ihrer Menschen ab. Setzt die jeweilige Gesellschaft etwa auf Nachkommen, wird sie Mütterlichkeit und Gebärfreudigkeit hochschätzen, setzt sie dagegen in dieser Hinsicht auf Nullwachstum, werden die entsprechenden Eigenschaften gering geachtet. Bei solchen Betrachtungen fällt weiterhin auf, daß die zeitlose, geniale Kunst eine Vorliebe für volle, runde Formen durchzuhalten scheint — hierin eher unabhängig vom jeweiligen Zeitgeschmack. Das gilt auch für unser Jahrhundert, wo dem Ideal der schlanken Linie durchaus formvollendete, volle Formen, etwa in den Werken von Picasso, Braque und Beckmann gegenüberstehen. Je grundlegender das Werk eines Künstlers, desto voller und runder offenbar sein Ideal, ja es scheint, als entspräche dem Vollblutkünstler die volle, runde Form am besten. Daraus ergäbe sich der Verdacht, daß unsere Zeit mit ihrem Ideal des sportlich-schlanken Dynamikers, der sich jedes überflüssige Pfund sogleich herunterjoggt, dem Urgrund des menschlichen Seins eher fern ist.
Um dieser Spur weiter zu folgen, wollen wir zurückblenden zu jener Zeit, als das vollschlanke Ideal der Jahrhundertwende zugunsten der schlanken Linie kippte. Es muß irgendwann nach dem Ende des Ersten Weltkrieges geschehen sein. Von Paris, schon damals Hauptstadt des Zeitgeschmacks, ausgehend, eroberte in der Mode der Garçon, zu deutsch Bubentyp, die »kultivierte Welt«. Daß der »Bubikopf« in der Haarmode geradezu einer Revolution gleichgekommen sein muß, ist heute nur noch schwer vorstellbar. Bis dahin aber war eine Frau mit kurzen Haaren ein absolut unmöglicher Gedanke.
Viele »alte Zöpfe« wurden in dieser Zeit mit den Haaren abgeschnitten. Auch die anderen Merkmale reifer Weiblichkeit fielen mit den Zöpfen aus dem Zeitgeschmack. Der volle Busen, das breite Becken, das einen wahren Schoß bildete, der wiegende Gang, um die Jahrhundertwende noch das A und O, wurden in den zwanziger Jahren bereits kaschiert. Allein die Um-

wertung des Beckens zeigte, daß die gebärfreudigen Zeiten offenbar vorbei waren. Die neuen Frauen setzten auf die »neue Linie«, und das war durchaus wörtlich gemeint. Eine richtige Linie hat ja nichts Ausladendes, und so mußte alles Üppige beseitigt oder doch versteckt werden. Das Figurideal wurde, unter dem Strich betrachtet, einfach männlich: Auch Frauen hatten ab jetzt schmalbusig und schmalhüftig zu sein.

Stimmigerweise führte zu jener Zeit Schmalhans das Regiment in den meisten Küchen. Das Formideal paßte sich den schweren Zeiten an. Europa lag in einem bis dahin unvorstellbaren Ausmaß in Trümmern. Noch beeindruckender aber war wohl der völlige Zusammenbruch des über Jahrhunderte gewachsenen gesellschaftlichen und staatlichen Ordnungsgefüges. Die Menschen wurden quasi über Nacht ins Industriezeitalter geworfen, das zwar neue Freiheiten bot, aber dafür keinerlei Sicherheit oder gar Geborgenheit; es sei denn, man schaffte sie aus eigener Kraft und Anstrengung. Und hier wollte und sollte die Frau mit zupacken, sollte ihren Anteil an der Last der Zeit tragen. Das Weib, das über Jahrhunderte Heim, Herd und Kinder versorgte, sollte zum Kameraden werden, der mit dem Mann durch dick und dünn und in diesen Zeiten besonders durch dünn gehen konnte.

Die Mode entsprach lediglich dem Zeitgefühl, wenn sie diese Gleichberechtigung ausdrückte und das junge Mädchen wie den gleichaltrigen Knaben anzog, die junge Frau wie den jungen Mann, den Busen flach schnürte, die Hüften wegtrimmte und die Schultern betonte. Nur wer dünn und dynamisch, ja wieselflink war, hatte beim Neuanfang eine Chance: Die schlanke Linie machte das Rennen. Runde, weiche Weiblichkeit hatte gegen die harte Linie keine Durchsetzungschance, Rennen und Wettkampf waren nie ihre Sache. So kam der Kampf um *die Linie* ins Leben, das ursprünglich eine *runde Sache* gewesen war und nun etwas Kantiges abbekam. An dieser neuen Zeit war nichts mehr rund, voll oder gar üppig. Jeder

mußte sich strecken, wollte er etwas werden. Die schlanke Ranke entsprach diesem Bedürfnis am besten, reckte und streckte sich und gelangte so unter ehrgeizigem Bemühen am weitesten hinauf im gesellschaftlichen Ansehen. Das Leistungsprinzip hatte sich durchgesetzt und war frech, aber bestimmt zwischen die Menschen und den Genuß getreten.
Waren früher jedenfalls die die Mode bestimmenden Menschen allein durch Geburt schon genug gewesen und hatten sich im wesentlichen um die Organisation ihres Genusses zu kümmern, mußte von nun an jeder ran. Die Anstrengung spiegelte sich im Form- und Figurideal der neuen Zeit und spiegelt sich bis heute in den Gesichtern. Das geschäftige, in vieler Hinsicht rekordsüchtige moderne Leben ist anstrengend und hat sich enorm weit vom Uranfang der Menschheit fortentwickelt. Das dünne Ideal kommt also aus der *Not*wendigkeit einer dünnen Zeit. Das Runde, Volle steht folglich der *Voll*kommenheit, dem paradiesischen Einheitszustand, wesentlich näher. Die Urschöpfung ist eine runde Sache, und so wundert es auch nicht, daß die zeitlose, diesem Urgrund verbundenen Kunst ganz unabhängig von den jeweiligen Modeströmungen ihre Lust am Runden, Vollen ausdrückt.
Die zeitlose Symbolik der Mythologien, Märchen und Religionen der Völker wie auch die moderne Naturwissenschaft bestätigen diese Erkenntnis durch alle Bereiche. Die Erde ist rund wie auch Sonne, Mond und selbst die Sterne, die in unserer Vorstellung Spitzen haben, in Wirklichkeit aber rund sind. Alle Atome, aus denen sich dieses ganze Universum aufbaut, sind rund — wie die allermeisten Zellen, aus denen unsere Körper geformt sind. Ohne Ausnahme rund jedenfalls sind ihre Zellkerne, in denen das Geheimnis des Lebens bewahrt wird. Die Erbsubstanz in diesen Kernen ist wiederum in runden Spiralschleifen angeordnet. Und kein Lebewesen, das nicht einer runden Eizelle entwüchse! Natürlich fließendes Wasser bewegt sich in runden Mustern, Wirbeln, Schleifen und Bögen. Wenn

wir genau hinschauen, ist fast alles rund in der Natur bis hin zum neugeborenen Menschenkind, von dem wir nicht umsonst sagen, es sei rund und gesund.

Auf die schlanke Linie sind immer nur Menschen gekommen und auch nur in Zeiten von Not und Anstrengung, etwa im Mittelalter und in der Neuzeit. Symbole der Vollkommenheit waren und sind dagegen immer rund. In allen Kulturen finden wir solche Zeichen der Ganzheit in den Mandalas, kreisrunden, symmetrischen Gebilden, die in ihrer runden Ordnung die Ordnung des Ganzen widerspiegeln. Im Osten dienen sie bis heute als Vorlagen zur Meditation, bei uns finden wir sie noch in den Rosenfenstern der Gotik, wenn wir auch sonst die Beziehung zum Heilen, Heiligen und Runden weitgehend verloren haben. Wie sehr wir uns vom heiligen Kreis des Uranfangs entfernt haben, können wir am Siegeszug erkennen, den gerade Linie und rechter Winkel in unserer Welt angetreten haben. Nur selten und nur in Kirchen finden wir bei unserem heutigen Baustil noch runde Formen.

Sehr schön wird die archetypische Bedeutung des Runden in Platos *Gastmahl* deutlich. Da erzählt der Dichter Aristophanes die Geschichte von den Kugelmenschen. Ursprünglich seien die Menschen nämlich kugelrund gewesen mit vier Gliedmaßen und zwei Köpfen. Nach kurzer Zeit schon hätten sie — mehr kugelnd als gehend — eine solche Geschicklichkeit entwickelt, daß sich die Götter in ihrer Vorherrschaft bedroht gesehen hätten und Zeus den Apoll beauftragte, die Menschenkugeln zu halbieren. Seither fühlen die Menschen sich nicht mehr ganz, denn sie erinnern sich noch vage an ihren runden Urzustand. In der Liebeserregung versuchen sie krampfhaft, wieder ganz und vollkommen zu werden, müssen aber immer wieder feststellen, daß die Lust der Vereinigung zur runden Vollkommenheit für sie eine zeitlich begrenzte Sache bleibt.

Für den Osten ist und war die Sache immer klar. Eingebettet in eine Kultur, die das Mandala als Symbol der Kugel heilig weiß und hält, wäre er niemals auf die Idee verfallen, Buddha etwa als dünnen Asketen oder sportlich schlanken Dynamiker darzustellen. Im Gegenteil ruht Buddha meist auf weichen Polstern, auch seines eigenen Leibes. Es lebt in der Fülle und aus der Fülle der Möglichkeiten. Innen und außen entsprechen einander hier vollkommen.

Wir westlichen Menschen sind da in einer ungleich schwierigeren Situation. Auch wir erinnern uns im tiefsten Kern unserer Seele an die runde Urform allen Anfangs, und auch unsere Vollkommenheitssymbole können nur rund sein. Unsere Welt aber ist spitz und eckig geworden. Auch uns ist der Gedanke an die runde, pralle Form der Früchte der Natur durchaus angenehm und mit Genuß verbunden. Spitze Formen bzw. Auswüchse wie Stacheln und Dornen haben die Früchte nur, um sich zu schützen oder um Feinde abzuschrecken. Wenn wir ehrlich sind, werden auch wir von allem Spitzen, Eckigen abgeschreckt. Es erscheint auch uns gefährlich und abstoßend. Schauen wir uns an, wie wir auf Dünnes, Dürres und Spitzes in unserer Welt reagieren: Die Spinne wäre da zu nennen mit ihren langen, dünnen Beinen und mit ihr all die kriechenden und krabbelnden, langgliedrigen Insekten. Ausnahmslos sind sie uns ein Graus. Nur wenn ein großer, dicker Körper vertrauensvoll hinzukommt, wie bei den Käfern, wird unser Gefühl wieder besser. So ist uns der Elefant lieber als die Schlange, der Löwe lieber als der Skorpion.

Auch die böse, alte Hexe unserer Märchen ist immer ein dürres Weib und stößt uns entsprechend ab. Den guten, alten König dagegen stellen wir uns keineswegs dürr vor, sondern eher gut beleibt, rund und gemütlich, eben gütig. Hager und ausgezehrt ist dagegen in unserer Phantasie der Geizkragen, der böse Zauberer, die böse Stiefmutter und natürlich Gevatter Tod. Sollen sich Kinder dagegen den lieben Gott vorstellen, so gerät er meist zu einem gütigen und majestätisch rundlichen alten Mann mit guten Augen. Schon allein die Vorstellung solch »guter Augen« in einem hageren, harten Gesicht, dem jede Rundheit fehlt, ist uns fremd. Ein sehr natürliches und überaus ehrliches Indiz dafür, wo die Vollkommenheit liegen könnte, haben wir in der Schwangerschaft vor uns. Da wird die Frau wieder rund, und fast alle Schwangeren fühlen sich entsprechend rund und gesund. Nun sind wieder zwei in einem, und das fühlt sich vollkommener an. Wem fiele da nicht das Gleichnis von den Kugelmenschen ein!

So bleibt schließlich wohl nur festzustellen, daß in unserem Fall die Wirklichkeit des herrschenden Zeitgeschmacks und das tief in uns verwurzelte Formempfinden weit auseinanderfallen. Nicht wenige Menschen leiden an dieser Kluft ganz konkret: Männer, die sich mit einer eleganten, schlanken Frau an ihrer Seite schmücken, auf der erotischen Ebene aber von reifen, vollen Formen träumen; Frauen, die in dieser gänzlich unerträglichen Situation nicht aus noch ein wissen: Mollig und rund werden sie geliebt und begehrt, solange sie mit ihrem Partner allein sind. Sobald aber andere dazukommen, schämt er sich ihrer Üppigkeit und seines Geschmacks.

Wenn wir über die Bedeutung des Übergewichts Klarheit bekommen wollen, müssen wir nach diesem Ausflug in die gar nicht so grauen, sondern eher runden Vorzeiten noch vorsichtiger sein. So wie wir über ihre barocke Üppigkeit lächeln und die Nase rümpfen könnten, mögen unsere Ahnen sich nur kopfschüttelnd im Grabe umdrehen und über unsere kollektive Magersucht sinnieren. Eigentlich könnten sie sogar von gesellschaftlicher Pubertätsmagersucht sprechen und uns darauf verweisen, daß wir die Frauen offensichtlich gar nicht mehr erwachsen und als reife Frauen ertragen können, da wir die ganze Formentwicklung auf dem Vorpubertätsniveau einfrieren wollen.

Wie weit wir gekommen sind, sehen wir sehr plastisch an dem Ausdruck »du Kugel«, was heute als Beschimpfung gilt. Die Kugel war aber seit eh und je das klassische Ganzheitssymbol. Es zu einem Schimpfwort des Zeitgeistes werden zu lassen verrät, wes Geistes Kinder wir sind. In einer Zeit, in der sich so vieles um die »Linie« dreht und diese zum Strich in der Landschaft geworden ist und als Linie per Definition keine Kurven haben darf, ist es schwer, über das richtige Gewicht etwas zu sagen, zumal oder gerade wenn überall im Untergrund uneingestandene Sehnsüchte nach vollen, formvollendeten Formen lauern.

3. Bewertung von Dick und Dünn durch die Sprache

Unsere Sprache kennt neben der modernen Abwertung des Dicken auch noch dessen frühere Hochschätzung. Die Kunst der Stummfilm-Ära zeigt uns mit den Schauspielern Stan Laurel und Oliver Hardy als »Dick und Doof« das Umkippen der Sympathie. Der dicke Ollie ist zwar gemütlich, aber versucht doch ständig den armen, doofen und dünnen Stan zu dominieren. So gewinnt der arme, geplagte und gehetzte Stan eher die Sympathien der Zuschauer. Die Mehrheit von ihnen dürfte sich damals eher mit seiner Rolle identifiziert haben. Mit der Zeit wurde Dick immer doofer. Wer *schwer* war, machte es sich zunehmend schwer, hatte es auch schwer, weil es ihm immer schwerer gemacht wurde. Sein Leben wurde be*schwer*lich, er galt als Freßsack und Nimmersatt wie der gefräßige, überblähte Kapitalist des letzten Jahrhunderts, der Archetyp des rücksichtslosen Aussaugers. Ab den zwanziger Jahren galt solch dickes Dasein als »dicker Hund«, nur Abnehmen konnte hier Er*leicht*erung bringen. Heute, wo selbst die Schweine schlank tragen, ist »fett« ein richtiges Schimpfwort oder doch anrüchig. Die *fetten* Schlagzeilen etwa deuten auf unseriöse, eingedickte Wahrheit hin. In der Mode beispielsweise werden die Dicken trotz ihrer *Masse* einfach ignoriert. Vollschlanke, madamige Moden müßten wirtschaftlich ein Renner sein angesichts der großen Kundenschar, doch es scheint, als hätten die Couturiers Angst, ins Fettnäpfchen zu treten oder ein fettiges

Image zu bekommen. Sie tragen und respektieren den Trend wie ein Mann: Dick ist doof.
»Dick ist chic« bleibt da als zu gewollter Gegenangriff im Fett stecken. In älteren Ausdrücken kommt die Hochschätzung des Runden aber noch zum Ausdruck. Eine »runde Sache« ist eben eine gute, ihr kann man »Gewicht beimessen«. Jeder hat noch heute lieber eine »dicke Chance« als eine hauchdünne, und wir schätzen es noch immer, wenn unsere Meinung »Gewicht hat« in der Runde. »Was dick ist, hat es«, wissen die Älteren noch. Auch daß die Schwangerschaft medizinisch als Gravidität bezeichnet wird, was Schwere bedeutet, weist darauf hin, daß Gewicht früher etwas durchaus Ehrenwertes und Ersehntes war. Im Wort »*voll*enden« schwingt ähnliches Wissen mit. In den frühen Zeiten wollte Cäsar, laut Shakespeare, nur »wohlbeleibte Männer« um sich haben. An solcher Meinung hielt bis in unsere Zeit der konservative frühere Ministerpräsident Strauß fest, der von vielen für ein geistiges, von allen aber für ein körperliches Schwergewicht gehalten wurde. Er äußerte wörtlich zu unserem Thema: »Dürrleibige und griesgrämige Askese verleitet zu widerlicher Besserwisserei. Zu ihrem guten Gedeihen braucht vernünftige Heiterkeit ein kleines Polster.«

4. Das Ideal der Antike

In dieser Situation mag uns das Form- und Figurideal der Antike helfen, das ja allgemein anerkannt ist, obwohl es dem Zeitgeschmack widerspricht. Jene Venus von Milo, die uns noch heute gefällt, solange wir eben nicht genau hinschauen und nicht nachdenken und vergleichen. Das Geheimnis liegt bei ihr und den meisten griechischen *Figuren* in der Harmonie des Ganzen, die das Detail vergessen läßt. Nicht das Gewicht steht hier im Mittelpunkt, sondern der Gesamteindruck, das Gefühl, das dieser Körper ausstrahlt. Die Waage der Griechen funktionierte offenbar noch etwas differenzierter, zeigte nicht einfach digital die Pfunde an, sondern hier wurde noch analog gewogen. Bei *Ausgewogenheit* zeigte sie auf die Mitte. Das rechte Maß wurde hier offensichtlich nicht in Tabellen und Statistiken nachgeschlagen, sondern war eine ästhetische Frage des Gleichgewichts und guten Geschmacks. Heute haben wir dagegen nicht selten den Fall, daß sich Menschen ihr Ideal- oder Normalgewicht erhungern, ohne im geringsten im Gleichgewicht zu sein, weder körperlich noch seelisch.

In der Geschichte finden wir also nur einen weiteren Fingerzeig, unserem modernen, quantifizierenden Denken zu mißtrauen, und eine Anregung, statt dessen lieber nach dem eigenen individuellen Maß, der persönlichen goldenen Mitte, auszuschauen.

Des weiteren ergeben sich deutliche Hinweise, daß das Runde in seiner Existenzfülle eher in der Mitte ruht und für Zufriedenheit, Selbstsicherheit und Großzügigkeit steht, während das Dünne aus der Mitte gefallen erscheint und so von Heimat- und Ruhelosigkeit und der Sehnsucht nach Rückkehr zur Vollkommenheit geprägt ist. Dem in sich ruhenden Buddha steht da der unbefriedigt nach Er*füll*ung *hunger*nde Asket gegenüber, getrieben von seiner Sehnsucht, die fehlende Hälfte zu erlangen. Der ruhende Pol der Mitte und der danach jagende, sich aufreibende Streber sind zwei archetypische Erscheinungen, die eine im Westen heute kaum zu finden, die andere dafür massenhaft in einem Heer von sogenannten »Workaholics.«

Den fetten Jahren entsprechen die wohlgenährten, rundlichen, ja fetten Menschen, die es sich leisten können, aus dem vollen zu schöpfen, verschwenderisch aus der Fülle zu leben. In der Dürre aber müssen sich die entsprechend Dürren im Schweiße ihres Angesichts plagen, um ihr Leben zu fristen, sich überhaupt durchzubringen. Sie erinnern uns besonders drastisch an die Halbierung der ursprünglichen Kugelmenschen, geteilt, vereinzelt und von der Ganzheit ausgeschlossen.

Diese grundsätzliche und für die heutige Zeit ungewohnte Hochschätzung der rundlichen Figur findet übrigens eine Entsprechung in der Homöopathie, die diese Menschen der lymphatischen Konstitution zurechnet. Sie zeichnen sich durch ihr pralles, vitales Gewebe aus, das sich noch die Regenerationskraft des Kindesalters erhalten hat. Am Anfang des Lebens gehören daher fast alle Menschen zu diesem Typus. Die dem hageren, ausgezehrten Menschen entsprechende Konstitution heißt — nomen est omen — die destruktive. Hier bleiben dem Menschen bei aller Zähigkeit kaum Regenerationskräfte und nur eine deutlich verminderte Vitalität.

Die grundsätzlich bessere Lebensperspektive der Runden mag — allen Risikofaktoren scheinbar zum Trotz — auch in ihren vielfältigeren Möglichkeiten zum Ausdruck kommen. Sie sind tatsächlich in der Lage, entsprechend ihrer bewußten Entscheidung die Figur und Form ihrer Wahl anzunehmen. Die ganz hageren, leptosomen Typen sind da viel beschränkter, denn auch wenn sie noch so sehr wollen, es ist ihnen häufig unmöglich zuzunehmen.

Wichtig bei all diesen Vorgedanken, die ja die Basis für spätere Deutungen liefern sollen, ist die Erkenntnis, daß es offensichtlich nur sinnvoll sein kann, Gewichtssymptome im Zusammenhang des jeweiligen Lebensmusters zu deuten. Leibesfülle kann, wie beim Buddha, die innere Fülle und Einheit spiegeln nach dem Motto: Wie innen, so außen. Sie kann aber auch die innere Verzweiflung und Frustration ausdrücken nach dem heute häufigeren Motto: Wenn schon nicht innere, dann wenigstens äußere Ganzheit.

IV Symptome als Ausdruck seelischer Wirklichkeit

Wie immer wir uns nun zu Über- und Untergewicht stellen, es bleibt ein eigenartig anmutendes Kennzeichen unserer Zeit, daß die Figurrealität und der Anspruch so weit auseinanderklaffen. Ob das Übergewicht nun ein absolutes ist oder nur relativ, gemessen am dürren Ideal der Zeit, auf alle Fälle ist Übergewicht uns ein Problem. Und da die betroffenen Menschen darunter leiden, handelt es sich eindeutig um ein Symptom. Aus der großen Zahl der Leidenden ergibt es sich sogar als Symptom unserer Zeit.

1. Bewertung von Symptomen

Gemeinhin ist uns der Begriff »Symptom« aus der Medizin bekannt, wo er, wiederum stark bewertet, für einen unguten, unangenehmen Zustand unseres Organismus steht, der uns aufgrund eines unseligen Fehlers in uns oder unserer Umwelt trifft und so schnell wie möglich zu beseitigen ist. Wir wollen hier nun diesen Fehler nicht zur Seite schieben, sondern im Gegenteil sehr ernst nehmen, ja aus dem Fehler lernen, was uns *fehlt*. Insofern wollen wir das Symptom auch von seinem negativen medizinischen Beigeschmack erlösen, es vielmehr zu unserem Wegweiser machen, und letztlich zu seinem Helfer werden. Denn so, wie wir uns normalerweise mit Ärzten gegen das Symptom verbünden, können wir uns gedanklich auch auf seine Seite stellen und von dort nachsehen, was mit uns nicht stimmt oder uns fehlt. So fragten die alten Ärzte auch immer: »Was fehlt Ihnen?« Und die Patienten antworteten mit ihren Symptomen, konnten sie doch das fehlende Prinzip enthüllen.

Weiterhin können wir den Symptombegriff entlasten, indem wir feststellen, daß — ohne Ausnahme — jeder Mensch Symptome hat. Es stellt sich nicht die Frage, ob Symptome vorhanden sind, sondern lediglich, von welcher Schwere bzw. Bedeutung sie sind. Von hier ist es nur ein kleiner Schritt zu der Feststellung, daß jeder Mensch krank ist; eine Tatsache übrigens, die uns aus allen Religionen geläufig ist. Der Mensch braucht notwendig und grundsätzlich den *Heil*and, weil er eben noch nicht heil ist. Dieselbe Idee verbirgt sich in der Lehre von der Erbsünde. Das Wort »Sünde« kann uns hier zum Schlüssel werden, kommt es doch von »absondern« und heißt in seiner griechischen Urbedeutung auch »den Punkt verfehlen«. Tatsächlich sind wir durch unsere Geburt in diese Welt der Gegensätze von der Einheit abgesondert, oder, anders ausgedrückt, wir haben den Punkt verfehlt. Der Punkt ist in allen Kulturen ein Symbol der Einheit, wie es besonders deutlich am Mittelpunkt eines Mandalas wird. Selbst in der Mathematik ist der Punkt ein dimensionsloses Symbol.

Damit kann auch der Begriff »Sünde« einiges von seiner moralisierenden Bewertung verlieren. Als Wesen dieser polaren, in Gegensätze aufgespaltenen Welt sind wir alle von der Einheit getrennt und damit abgesondert bzw. sündig. Und das ist weder ungerecht noch schlimm, sondern notwendig für uns und unsere Entwicklung. Die Polarität der Welt der Gegensätze ist nicht schlecht, sondern der notwendige Gegenpol zur Einheit und unsere einzige Chance, zu erkennen und uns in Richtung Einheit zu entwickeln. Mit unserem polaren Bewußtsein können wir die Einheit überhaupt nicht erfassen und sind ständig auf die Gegensätze angewiesen. Wir wüßten nicht, was »hoch« ist, ohne »tief«, »arm« wäre sinnlos ohne »reich«. Jeder unserer Begriffe bekommt Bedeutung erst über seinen Gegenpol, Erkenntnis ist in der polaren Welt nicht anders möglich.

Insofern war Evas Naschen vom Baum der Erkenntnis (von Gut und Böse) im Paradies auch kein schlimmer Fehler, sondern der konsequente Beginn des Entwicklungsweges. Ein Fehler wohl, aber ein notwendiger, half er doch, das Fehlende, nämlich Erkenntnis, zu erlangen und führte damit konsequenterweise in die Welt der Gegensätze, die Absonderung von der Einheit des Paradieses.
Fassen wir zusammen: Wir sind Sünder bzw. von der Einheit Abgesonderte und haben alle Symptome, und das ist in der Polarität auch nicht anders möglich.*

2. Symptome als Wegbegleiter

Ganz pragmatisch können wir uns eingestehen, daß Symptome schon immer Wegbegleiter des Menschen waren. Wir tragen sie mit uns durchs Leben, ob wir sie nun schätzen oder nicht. Viele Menschen lassen sich über Jahrzehnte von ihnen begleiten, ohne nach ihrem Sinn zu fragen. Das scheint uns eine sehr verschlossene und abweisende Haltung, die offensichtlich den Weg nicht erleichtert, sondern erschwert.
Auf unserer irdischen Lebensreise sammeln wir vieles auf und nehmen es mit. Ja wir wollen möglichst viel, am liebsten sogar alles besitzen, in der Vorstellung, dadurch glücklich zu werden. Die Lebensgeschichte von Weltherrschern und Steinreichen könnte uns diese Vorstellung als Illusion enthüllen. Trotzdem versuchen sehr viele Menschen, ganz zu werden, indem sie möglichst große Teile der Welt in ihren physischen Besitz bringen. Müßten sie von diesem Besitz etwas ersatzlos abgeben, würde es ihnen subjektiv fehlen. Auf derselben Lebensreise sammeln

* Eine ausführliche Ableitung des Polaritätsbegriffes und des Themas »Gut und Böse« findet sich in Thorwald Dethlefsen und Rüdiger Dahlke: *Krankheit als Weg*, München 1986, das in vieler Hinsicht eine theoretische Basis für das hier Gesagte liefert.

wir aber auch Symptome auf, und auch sie würden uns zur Ganzheit fehlen, müßten wir sie ersatzlos loslassen; weshalb die meisten Menschen sich auch an ihre Symptome wie an einen wertvollen Besitz klammern. Das Streben nach Ganzheit oder Vollkommenheit ist zu tief in uns verwurzelt, als daß wir davon lassen könnten.
So wie wir mit dem Erwerb eines Hauses zeigen, daß uns bis jetzt ein eigenes Heim gefehlt hat, zeigen wir mit dem Erwerb eines Symptoms, daß uns dieses (Prinzip) bis jetzt gefehlt hat. Bisher mag dieses Thema nicht an der Zeit gewesen sein, aber jetzt ist es soweit, und da kaufen wir das Haus oder bekommen das Symptom. Beides ist ein Segen, wie wir im ersten Fall so leicht, im zweiten vielleicht erst später einsehen werden.
Aus unserer normalen Lebenserfahrung wissen wir eigentlich, daß sich auch Besitz, wie ein Haus, zur Last entwickeln kann und daß ein Symptom zum Segen gereichen kann, wenn es die Augen für Wesentliches öffnet und das Steuer des Lebensschiffes in einer entscheidenden Situation herumreißt. Zumindest jeder Arzt kennt einige Patienten, die »ihrem Herzinfarkt« oder gar Krebs dankbar sind für all das, was sie daran lernen konnten. Es ist wieder »nur« eine Wertfrage, die allerdings in unserer Gesellschaft sehr einseitig entschieden ist. Auch das muß nicht so sein. Viele naturverbundene Völker kennen Einweihungskrankheiten, die geradezu ersehnt werden. So kann etwa jemand nur Schamane werden, wenn ihn ein entsprechendes Krankheitsgeschehen initiiert. Auch bei uns wissen noch einige Mütter um den hohen Wert von Kinderkrankheiten für die Entwicklung.
Wie immer unsere Einstellung zu den Symptomen ist, sie sind Weggenossen und viel schwerer loszuwerden als aller materielle Besitz. Ja sie sind sowenig loszuwerden wie der Schatten an einem Sonnentag, und das hat seine tiefere Bewandtnis. Man kann wohl durch einfache Tricks den Sonnenschatten scheinbar abschütteln, indem man beispielsweise aus der Sonne flieht. So-

bald man aber wieder ins Licht tritt, ist auch der Schatten wieder da. Ganz ähnlich ist es mit den Symptomen. Man kann sie zeitweilig etwa mit Hilfe der Schulmedizin unterdrücken. In dem ebenso populären wie gewinnträchtigen Gesellschaftsspiel: Das Symptom wird von Organ zu Organ, der Patient von Spezialist zu Spezialist verschoben. Betrachtet man es aber im Licht einer entsprechend tief leuchtenden Therapie, wird man das Symptom in seiner äußeren Form vielleicht gewandelt, in seiner Aussage aber unverändert wiederfinden. Das Symptom ist eben ein Teil unseres psychologischen Schattens.

3. »Ursachen« der Symptome

Mit dem Schatten kommen wir zu einem entscheidenden Thema jeder Betrachtung psychologischer und medizinischer Fragen. Ihn zu übersehen gelingt nur, wenn man sich auf eine sehr oberflächlich-phänomenologische Ebene beschränkt, wie es etwa Schulmedizin und -psychologie tun. Dort wird davon ausgegangen, daß wir rein zufällig von bestimmten Symptomen getroffen werden, hinter denen vielleicht einige Erreger stecken, aber kein tieferer Sinn. Da nach dem dahinterliegenden Sinn, wegen der damit verbundenen Verantwortlichkeit nicht gefahndet wird, beschränkt man sich auf oberflächliche Beschreibungen und Symptomtherapie.

Sobald wir uns für den Sinn der Symptome und die ihnen eigene Sprache interessieren, werden wir fündig. Dieses Vorgehen wird allerdings von den Schulrichtungen als »unwissenschaftlich« gebrandmarkt.

Dazu wäre viel zu sagen, denn dieser Vorwurf läßt sich heute komplett an die Schulmedizin zurückgeben. Tatsächlich gibt es die »Wissenschaft« gar nicht, sondern die Naturwissenschaft begann irgendwann, sich als »*die* Wissenschaft« zu fühlen, wobei die Geisteswissenschaften, für die die Sinnfrage immer relevant war, unter den Tisch fielen. Inzwischen sind auch sie aus naturwissenschaftlicher Sicht »unwissenschaftlich«.

Das Groteske an der heutigen Situation ist aber, daß sich die Naturwissenschaft, genauer die Physik, inzwischen so weit vorgearbeitet hat, daß sie das Kausalitätsprinzip, die Basis der bisherigen »Wissenschaft«, ad absurdum geführt hat und damit »der Wissenschaft« ihre Grundlage entzogen hat. Die Physik kann heute beweisen, daß es Kausalität nicht gibt und statt dessen eine uns logisch unerklärliche Synchronizität herrscht.* Damit aber hängen die Schulmedizin und -psychologie, die immer und ausschließlich nach Ursachen in der Vergangenheit suchen, völlig in der Luft.

In unserer Vorstellung müssen wir wohl oder übel mit Kausalität weiterhin umgehen, so wie wir auch weiter von einer konstanten Zeit ausgehen, obwohl wir seit Einstein von deren Relativität wissen. Allerdings gibt es nach der von der Physik geleisteten Relativierung der Kausalität überhaupt keinen Grund mehr, das eine Kausalitätsverständnis der alten Schulwissenschaft über alles andere zu stellen. Im Alltagsleben taten wir es sowieso nie. Wir sagen etwa: »Ich komme jetzt an, weil ich vor einer Stunde zu Hause losgefahren bin.« Diese Begründung (Kausalität) ist schulwissenschaftlich in Ordnung, weil die Ursache (mein Losfahren) in der Vergangenheit liegt. Wir sagen aber genauso: »Ich muß jetzt gehen, weil ich in zwei Stunden in München sein muß.« Hier liegt die Ursache (mein In-München-sein-Müssen) in der Zukunft, und das wäre schulwissenschaftlich eine verbotene Kausalität. Die Beschränktheit dieser Einstellung, die auch heute noch, im Zeitalter der modernen Physik, vehement von vielen Universitätskathedern gepredigt wird, mag an einem einfachen Beispiel klarwerden.

Wir wollen uns spaßeshalber einem beliebigen bewegten Vor-

* Eine ausführliche Ableitung der zu diesem bahnbrechenden neuen Weltbild führenden Schritte siehe Dahlke: *Der Mensch und die Welt sind eins*, München 1987.

gang auf »wissenschaftliche« Art nähern. Jeder Vorgang wäre geeignet, und wir wollen ein Spiel wählen, das jedermann kennt: Fußball. Die erste Schwierigkeit liegt in der Komplexität dieses Spiels. Die »Wissenschaft« ist mit lebendigen Prozessen leicht überfordert, weil sie so vielfältig sind, und muß dann kleine Abschnitte herausschneiden, um sie im Detail zu analysieren. So ist etwa der ganze Mensch viel zu umfassend, und man widmet sich ihm lieber scheibchenweise. Mit dieser Zerstückelungstechnik ist der »Wissenschaft« bisher das Leben auch konsequent durch die Lappen gegangen. Bei der Analyse des Fußballspiels müssen wir nun notgedrungen so ähnlich vorgehen und wollen uns eine kleine Episode herausschneiden, eine Strafstoßsituation.

Der Ball liegt auf dem Elfmeterpunkt, ein Stürmer läuft an und trifft den Ball. In diesem Augenblick legen wir unseren Schnitt und stellen die wissenschaftliche Standardfrage: »Warum tritt der Stürmer den Ball?« Nun müssen viele Elfmetersituationen untersucht werden, um den Grund zu finden. Das ist nicht leicht, denn nichts bleibt konstant, es ist immer wieder ein anderer Spieler, der anläuft, immer wieder ein anderer Ball. Die Schiedsrichter wechseln wie auch der Rasen, die Zuschauer, das Stadion. Es ging wohl oft ein Foulspiel voraus, aber niemals dasselbe, und manchmal auch nur ein Handspiel. Schließlich aber, nach langem Forschen, wird die eine, immer wiederkehrende (d. h. reproduzierbare) Ursache für den Elfmeter entdeckt: Es ist der Pfiff des Schiedsrichters. Auch die Pfeife kommt nicht in Frage, wechselt sie doch von Schiedsrichter zu Schiedsrichter. Allein der Pfiff ist konstant, ohne ihn geht nichts.

Nun spüren wir wohl ein ähnliches Unbehagen, wie es immer mehr Menschen in bezug auf die wissenschaftlichen Ergebnisse der Medizin beschleicht. Irgendwie ist uns bei der Analyse des Wesen(tliche) des Fußballspiels entwischt, so wie der Wissenschaft immer wieder das Leben entwischt. Uns fallen da noch andere, wenn auch »unwissenschaftliche« Gründe für den Elfmeterschuß ein: Beispielsweise wäre da der Wunsch, ein Tor zu schießen, vorrangig zu nennen. Dieses Geschehen liegt aber in der Zukunft. Ein anderer Grund läge wohl in den Spielregeln, dem Muster des Fußballspiels, oder der Tatsache, daß schon vorher viele Spiele gespielt und Elfmeter geschossen wurden. Der Spieler bewegte sich also sicher in einem vorgegebenen Muster. Ein eher banaler, aber nicht zu unterschlagender Grund liegt auch in der materiellen Existenz des Balles, des Rasens usw. Damit haben sich zu dem einen wissenschaftlichen noch drei weitere Gründe ergeben. Mit diesen vier »Ursachen« operierten schon die alten Griechen sehr erfolgreich. Für sie wie für praktisch alle früheren Kulturen hatte somit auch jedes Geschehen und auch jedes Krankheitssymptom ganz natürlich einen Sinn, der auf die Zukunft zielte, und ein Muster, in dem es verständlich werden konnte.

Es ist also, gemessen an der Wirklichkeit, wie sie uns die moderne Physik heute und die Esoterik schon immer enthüllt, kein bißchen berechtigter, nach Erregern in der Vergangenheit zu forschen als nach Sinn in der Zukunft. Beides sind nur gedankliche Hilfskonstruktionen, die zwar der Wirklichkeit nicht optimal entsprechen, aber insofern ihre Berechtigung haben, als sie uns helfen können, dem Gesamtbild eines Symptoms näherzukommen.

4. Medizinischer Energieerhaltungssatz und Schatten

Betrachten wir nun Symptome als Bilder oder Muster und fahnden nach ihrer Bedeutung, finden wir immer den Sinnzusammenhang mit dem Leben des Betroffenen. Im Symptom bildet sich etwas ab, das der Betreffende bewußt in seinem Leben nicht haben wollte; weshalb alle Symptome, auch medizinisch harmlose, wie Warzen, so heftig abgelehnt werden. Kein Wunder, denn das aus dem Bewußtsein Verdrängte macht sich hier frech im Körper breit. Es benutzt den Körper als Bühne für ein Theaterstück, das wir weder sehen noch hören wollten — und so müssen wir es jetzt fühlen.

Aus der Physik wissen wir, daß es unmöglich ist, etwas einfach verschwinden zu lassen. Möglich ist lediglich die Umwandlung von einer Erscheinungsform in eine andere, etwa von Eis in Wasser oder Dampf. Die Physik spricht hier von den Erhaltungssätzen. Dementsprechend geht auch im Seelischen nichts verloren. Auch hier ist lediglich Umwandlung möglich. Mit gutem Recht können wir somit von einem Energieerhaltungssatz in der Psychologie ausgehen. Seelische Energie kann sich danach sehr wohl in körperliche Form umwandeln und umgekehrt, aber niemals verschwinden.

Wir kennen dieses Phänomen im übrigen aus dem Alltagsleben. Wenn sich etwa bei einem anzüglichen Witz eine Emotion entwickelt, die, bewußt nicht akzeptiert, im Körper landet und dort die Gesichtshaut erröten läßt. Oder wir bekommen Herzklopfen vor Freude oder Erwartung, kalte Füße aus Angst, eine Magenschleimhautreizung von der geschluckten Wut. Nun ist es naheliegend, von der entzündeten Magenschleimhaut (dem Symptom) auf die nicht ausgelebte Emotion (die unterdrückte, hinuntergeschluckte Wut) zurückzuschließen. Alles bleibt stets erhalten, nur die Erscheinungsebene ist wandelbar, so wie Wasser flüssig, aber auch als Eis fest und als Dampf gasförmig auftreten kann. Und doch bleibt es bei diesen Umwandlungen stets erhalten, auch wenn wir auf den ersten Blick die Verbindung zwischen dem Wasser auf der Erde und den Wolken am Himmel nicht durchschauen mögen.

Nur ein Kind oder ein sehr naiver Mensch würde behaupten, verdunstetes Wasser habe sich ersatzlos in nichts aufgelöst. Wenn das Kind erwachsen wird oder der Mensch bewußter, wird ihm der Zusammenhang einsichtig, und so dürfen wir in Zukunft gespannt sein auf den Bewußtwerdungsprozeß der Schulmedizin, wenn sie die Zusammenhänge zwischen Symptomen des Körpers und seelischen Themen »entdecken« wird. So lange wollen wir allerdings hier nicht warten. Es ist auch unnötig, denn schon vor Jahrzehnten hat C. G. Jung den Schattenbegriff in die Psychologie eingeführt, nachdem er, wie auch schon Freud erkannt hatte, daß im Menschen nichts verlorengeht, sondern höchstens in den Schatten und damit in die Unbewußtheit verdrängt werden kann.

Das Unbewußte gehört folglich genauso zu uns wie der Dampf zum Wasser. Und wie der Dampf sich zu Wolken formt und irgendwann als Niederschlag wieder auf die Erde zurückschlägt, melden sich auch die verdrängten Elemente aus dem menschlichen Unbewußten bei Gelegenheit zurück. Die nächtlichen Träume sind solch eine Gelegenheit, und die Symptome des Körpers sind eine andere. In ihnen bilden sich vor allem jene Schattenanteile ab, die reif fürs Bewußtsein wären. Ihr Heraustreten aus dem Dunkel der unbewußten Unterwelt auf die Körperbühne ist geradezu Beleg dafür, daß dieses Krankheitsbild Öffentlichkeit braucht, beachtet werden will. Und ähnlich wie die Träume die unbewußten Inhalte in symbolischer und deshalb für uns rätselhafter, ja paradoxer Form abbilden, schreiben auch die Symptome ihre Botschaft in symbolischer Schrift, die erst enträtselt werden will.

Das mag dann auf den ersten Blick wie eine unentzifferbare Geheimschrift anmuten. Das Beispiel zeigt uns aber auch, daß Ignorieren der Botschaft nicht sinnvoll ist. Durch Ignorieren des Inhaltes ließ sich noch kein Code der Welt knacken. Um die Sprache der Symptome zu verstehen, bedarf es einer bewußten Einfühlung in ihre Symbolwelt, die voller scheinbarer Widersprüche und Unlogik ist. Die Gegenpole kommen sich hier ungewohnt nahe, ja berühren sich oft sogar. So kann sich der rein rational Denkende nur wundern, wenn plötzlich wie aus heiterem Himmel eine Friedensdemonstration in Gewalttätigkeit umschlägt oder die Alternativen, die die Umwelt retten wollen, die gefährlichsten Dämpfe mit ihren selbstgedrehten Zigaret-

ten kettenrauchend verbreiten. Natürlich haben der Sittenapostel und der Pornofan, der Kriminalist und der Verbrecher, der Missionar und der engagierte Atheist, der Abstinenzler und der Süchtige ein gemeinsames Thema und sind sich dadurch viel näher, als sie selbst annehmen.
Die Symptome sind immer ehrlich und zeigen das Thema, sie sind Signale, Zeichen des Schattens, und alles, was eine besondere Wertung im Leben erhält, kann zum Symptom werden: Ob man Süßigkeiten bei jeder Gelegenheit geißelt oder bei jeder Gelegenheit süchtig danach greift, beides zeigt, an welchem Thema man hängengeblieben ist. Der Unterschied ist lediglich der, daß die Naschkatze ihr Problem direkt an und mit sich selbst bearbeitet, während der Gesundheitsapostel es in der Projektion, d. h. an den anderen bekämpft. Daher könnte man den Süchtigen durchaus als den Ehrlicheren von beiden bezeichnen, und so sind die Heilungschancen bei ihm auch besser.

5. Form und Inhalt

Damit kommen wir zu einer weiteren wichtigen Voraussetzung auf dem Weg zur Symptom-Be-Deutung: der Frage von Form und Inhalt. Wir leben in einer Zeit, die es sich zur Gewohnheit gemacht hat, den Inhalt zugunsten der Form zu vernachlässigen. Zu Dutzenden haben wir alte, lebendige Rituale zu Gewohnheiten erstarren lassen. Sie führen nun als tote Hülsen ein inhaltsloses Schattendasein. So wie das Leben der Alten noch voller Rituale war und alles einen Sinn bekam, haben wir unser Leben mit Gewohnheiten angefüllt, und nicht alles, aber doch sehr vieles hat seinen Sinn verloren. Ein schlagendes Beispiel liefert uns wiederum die Naturwissenschaft, die unbestrittene Erfolge bei der Erforschung der Form errungen hat, dabei aber blind für den Sinn wurde. Nachdem der Körper schon einige Male als »Bühne« angesprochen wurde, auf der der Schatten sein Stück gibt, wollen wir uns als Beispiel einem Theaterstück »wissenschaftlich« zuwenden: Die Analyse ergibt eine genaue Aufstellung der Materialien, aus denen Requisiten und Bühnenbild bestehen; die Zahl und das Geschlecht der Schauspieler werden ebenso erfaßt wie die Stoffe und Farben ihrer Kostüme. Ihre Körpergewichte und Größen werden registriert, die zeitliche Länge ihrer Texte mit genauer Aufschlüsselung der verwendeten Worte bis zu den Buchstaben. Die Lautstärke der gesprochenen Worte wird gemessen, die Beleuchtungsintensität der einzelnen Szenen auf zwei Kommastellen genau angegeben usw. Nur der Inhalt des Stückes wird niemals auftauchen, so genau die Analyse auch durchgeführt wird.

Wohin wir heute schauen, finden wir diese Überbewertung der Form bei gleichzeitiger Vernachlässigung des Inhalts. Dabei soll die Form hier nicht abgewertet werden, im Gegenteil, ist sie doch der beste Weg für uns, um mit dem Inhalt in Kontakt zu kommen. Für sich allein jedoch wird die Form sinnlos. Wir können also der Schulwissenschaft dankbar sein, daß sie so viel wertvolle Information über die Formen gesammelt hat. Daß sie nichts damit anzufangen weiß, mag uns wundern, soll uns aber nicht stören, bei unserem Vorhaben aus den Formen auf die Inhalte zu schließen.

Betrachten wir also die Symptome, so finden wir in ihren körperlichen Formen, in den Requisiten und Kostümen, die sie vom Körper ausleihen, Hinweise, ja Abbilder der seelischen Inhalte, die sich hier ausdrücken. Die Bühne, der Körper, ist uns insofern sehr wichtig, ist er doch der Kontaktpunkt zum Inhalt, genau wie der Theaterbau mit seiner Bühne sehr wichtig für den Besucher als Kontaktpunkt zum Inhalt des Stückes ist.

6. Der alltägliche Pakt mit dem Teufel

Symptome sind etwas zutiefst Menschliches, gehen sie doch im wesentlichen auf eine menschliche Grundhaltung zurück, die sich im Laufe unserer Geschichte immer mehr verstärkt hat: das Vermeiden von Unlust und die Suche nach Lust. In früheren Zeiten, als der Mensch sein Leben noch viel stärker auf das Jenseits ausgerichtet hatte, war auch das Bewußtsein offener für die Notwendigkeit von Leid und schwierigen Lernaufgaben im Diesseits. Leben und Leiden Christi spielten hier eine beispielhafte Rolle, wie die Lehren des Buddha es für den entsprechenden Kulturkreis bis heute tun. Einer der Grundsätze seiner Lehre heißt: Alles Gewordene ist Leid.

Im Zuge unserer zunehmenden Diesseitsorientierung trat das Bestreben, jedwede Unlust im Leben zu meiden, verstärkt hervor und mit ihm die Tendenz, Leid und Anstrengung versprechende Dinge und Themen von uns wegzuschieben. Dabei wurde übersehen, daß sich nichts endgültig wegschieben und schon gar nichts »aus der Welt schaffen« läßt. Die einzige Möglichkeit, eine Aufgabe oder ein Problem »aus der Welt zu schaffen«, ist, sie zu (er)lösen. Und auch damit ist sie nicht wirklich aus der Welt, sondern nur auf einer anderen, uns vielleicht nicht mehr so quälenden Ebene. Ausdrücke wie »etwas beseitigen« zeigen uns die illusionäre Entwicklung, die wir eingeschlagen haben. Tatsächlich leben wir heute in der Vorstellung, etwas Beseitigtes sei damit weg, verschwunden, in nichts aufgelöst. Dabei ist es, wie das Wort uns in aller Unschuld enthüllt, nur zur Seite geschoben und so weiterhin präsent. Wie wir weiter oben gesehen haben, gilt ja auch auf seelischer und körperlicher Ebene der Energieerhaltungssatz.

Aus der Verkennung dieses Gesetzes ergibt sich die typisch menschliche Paktsituation, wie sie uns von Faust vorgelebt und seitdem millionenfach wiederholt wurde. Faust wollte die letzte Erkenntnis, die ihm auch die Wissenschaft nicht eröffnen konnte, und deshalb wandte er sich an den Herrn dieser Welt, Mephistopheles.* Als Pfand gab er seine Seele, die ihm in jenem Moment offensichtlich weniger bedeutete als die Erkenntnis. Anschließend genoß er dann die Macht über Mephistopheles' Welt der Gegensätze, der Zweiheit, *Zwie*tracht und Ver*zwei*flung. Als es aber ans Bezahlen gehen sollte, stellte er sich zunächst taub. So mußte sein Gläubiger, Mephistopheles, Zwangsmaßnahmen androhen bis zur Zwangsvollstreckung. Fausts nun beginnender Entwicklungsweg besteht im wesentlichen in der Erlösung bzw. Einlösung seiner Paktschuld. Um seine Seele nicht zu riskieren, kann er sich keinerlei Stillstand mehr leisten, sondern muß sich Schritt für Schritt und Stufe um Stufe weiterentwickeln.

Auf die gleiche Art und Weise wie Faust handeln wir uns heute unsere Symptome ein. Wir wollen irgend etwas »um jeden Preis« erreichen und etwas anderes damit »um jeden Preis« vermeiden. Nehmen wir ein gängiges Beispiel: Es geht uns um Macht, wir wollen etwa Chef werden und damit Ohnmacht und Ausgeliefertsein vermeiden. Ohne uns einzugestehen, was wir da für einen Pakt geschlossen haben, beginnen wir, uns abzustrampeln. Das »Um jeden Preis« verdrängen wir aus dem Bewußtsein, und wenn es dann um das Bezahlen geht und sich der Preis in Form einer auf die eine oder andere Art vorzeitig ruinierten körperlichen oder seelischen Gesundheit präsentiert, stellen wir uns taub und wollen nicht zahlen. Letztlich haben wir dieselbe Wahl wie Faust: Wir können versuchen, uns zu weigern. Dann werden wir dieses Blindekuhspiel mit dem (Bewußtseins-)verlust der entsprechenden Seelenbereiche bezahlen und auf der Ebene des Körpers unter den zugehörigen Sym-

* Christus spricht den Teufel ausdrücklich als den Herrn dieser Welt an, als er nach dem letzten Abendmahl seine Jünger verläßt.

ptomen leiden. Oder wir können uns Faust zum Vorbild wählen und den anstrengenden Entwicklungsweg beginnen; dann gilt es, den Pakt bewußt zu erkennen, ihn zu akzeptieren und aus ihm bzw. seinen Bedingungen zu lernen.

7. Übergewicht im Spiegel einer ganzheitlichen Sicht

Für das Übergewichtsproblem ergibt sich, daß es wie jedes andere Symptom Anspruch darauf hat, ernst genommen zu werden. Durch die negative Bewertung wird es allen Betroffenen nur noch schwerer gemacht. Die breite Palette der Bezeichnungen von der Fettleibigkeit über Fettsucht bis zu reinen Beschimpfungen (»fette Sau«) zeigt nur, wie tief wir in der Wertung stecken und wie peinlich dieser Gesellschaft das Thema ist. Auch die durchschnittliche Kurzsichtigkeit der Menschen in diesem Lande ist ja kein Ruhmeszeichen und wird doch viel milder bewertet.

Der Mensch ist grundsätzlich krank und hat ein Problem mit seinem Eigengewicht, jedenfalls sofern er noch in der Polarität gefangen ist. Die wenigen Menschen aber, die ihre innere Rundheit, wie der Buddha, entdeckt haben, sind auch über alle anderen Probleme dieser polaren Welt hinausgewachsen.

»Dick« ist immer relativ und auf »dünn« angewiesen. Ohne »dünn« wüßten wir gar nicht, was »dick« ist und umgekehrt. In der polaren Welt wird es immer beide Seiten geben, da sie sich gegenseitig bedingen. Und so wird es auch weiterhin Diät und Völlerei als die beiden Seiten einer Medaille geben.

Wie jedes andere Symptom ist auch Übergewicht ein »Fehler«, der uns zeigen kann, was uns zum Heil(sein) fehlt, auch wenn die Einschätzung als Fehler vollkommen vom Zeitgeist abhängt. Was dem Heute als fehlerhaft erscheint (die runde Üppigkeit), war dem Gestern Ideal der vollschlanken Vollkommenheit.

Da nichts auf dieser Welt verschwinden kann, hat auch das Gewichtsthema nur die Wahl, bewußt gelebt zu werden oder in den Schatten zu sinken, von wo es sich dann im Körper als Symptom oder Fehler wieder bemerkbar macht.
Form (z. B. üppige Kurven oder ein *deut*licher Bauch) und Inhalt (das seelische Muster dahinter) gehören zusammen. An das problematische Thema kommen wir am besten über die *offen*sichtliche Form heran, indem wir sie durchschauen. Das Problem kann nie im Körper (der Bühne) gelöst werden, sondern immer nur im Bewußtsein (dem Theaterstück). Der Umbau der Bühne wird keine grundsätzliche Änderung ermöglichen, solange das Stück nicht umgeschrieben wird. Eine gut praktikable Möglichkeit ist der Umbau der Körperbühne, während gleichzeitig das Skript erneuert wird. So kann der neue Inhalt die neue Form stabilisieren, während es die neue Form dem überarbeiteten Muster leichter macht, auf der renovierten Körperbühne Fuß zu fassen.
Wenn jedes Symptom Ausdruck eines freiwillig eingegangenen Handels ist und damit in Ordnung, muß auch unser »dickes Problem« in (unserer) Ordnung sein. Jeder Mensch hat, unter Berücksichtigung aller Faktoren und Ebenen, sein Idealgewicht. Die Frage, die offenbleibt, ist: Warum liegt dieses Idealgewicht bei so vielen so weit über dem für den Körper idealen Zustand? Die allgemeine Antwort ist leicht: Weil der Körper oft die ungelebte Last anderer Ebenen mittragen muß. Wer z. B. sein Gewichtsproblem im seelischen Bereich zuwenig bearbeitet, bürdet es dem Körper auf, der es als Übergewicht durchs Leben schleppen muß.
Fassen wir das bisher Gesagte zusammen, so läßt sich eine Übersicht von sieben Schritten erstellen:

1. Es geht in keiner Weise um Be-Wertung, sondern ausschließlich um Be-Deutung, auch wenn unsere Sprache notgedrungen eine wertende ist.

2. Jeder hat Symptome, da jeder krank ist. Und wir sind krank (d. h. sündig), da wir von der Einheit abgesondert in einer Welt der Gegensätze (der Polarität) leben.
3. Diese Gegensätzlichkeit ist *not*wendig für unser Erkennen und damit für unseren Weg der Bewußtwerdung.
4. Jedes Symptom ist ein »Fehler«, in dem Sinne, daß es uns etwas Fehlendes zeigt. Die Bewertung dieser symptomatischen Fehler ist relativ und von Zeit und Kultur abhängig.
5. So wie in der materiellen Welt kann auch in der geistig-seelischen nichts endgültig verschwinden, sondern höchstens zeitweilig in den unbewußten Bereich (Schatten) abtauchen.
6. Form und Inhalt gehören zusammen. Die Form ist der *not*wendige Kontaktpunkte zum Inhalt.
7. Das Symptom ist die Zwangsvollstreckung einer freiwillig übernommenen Paktschuld und insofern in Ordnung.

Wenn wir diese sieben Schritte im Bewußtsein behalten, wird es uns gelingen, die Symptome aus ihrer verteufelten Bewertung zu erlösen und selbst aus dem Schmollwinkel des Lebens herauszutreten. Aus den »zufälligen Gemeinheiten des Lebens«, zu denen die Schulmedizin die Symptome degradiert hat, können dann wieder Wegweiser werden. Aus Krankheitsjammer kann Lebenshilfe werden, aus dem blindwütigen Schick*sal* das ge*schick*te Heil (lat. *salus* »Heil«).

V Symbolik der Essensmuster

1. Im Lust-Reich der Venus

a) Essen, Trinken und Liebe

Wie wir schon anhand der biblischen Geschichte sahen, begann unsere Entwicklung mit dem Essen im Paradies, naturwissenschaftlich gesehen in der Ur*suppe*, aus der sich das beginnende Leben *nährte*. Was aber bedeutet Essen symbolisch gesehen? Es ist ein Hereinholen von Äußerem, ein Einver*leib*en von Fremdem, um es zum Eigenen zu machen.
Und nicht nur die Geschichte des Lebens und die der Menschheit beginnt mit dem Einverleiben und Essen, auch unsere eigene individuelle Entwicklung fängt mit dem Atmen, dem Einverleiben der Luft, an, und bald kommt das Einsaugen der Muttermilch hinzu. In dieser ersten Zeit nach der Geburt tritt alles andere hinter das Genährtwerden zurück. Das Baby erlebt im wesentlichen durch Mund und Bauch. So ist auch der Saugreflex einer der ersten und wichtigsten überhaupt, ohne ihn wäre das Kind gar nicht lebensfähig. Diese Phase dauert recht lang, und selbst wenn es schon krabbelt, steckt das Kind noch alles zuerst einmal in den Mund. Beim Erforschen der Dinge der Welt will es vor allem wissen, wie der betreffende Gegenstand schmeckt. Lange noch gibt das Kind alle Schmerzen und Probleme am Bauchnabel an. Wenn etwas in ihm oder seiner Umgebung nicht stimmt, macht es dem Baby Bauchschmerzen. Symbolisch ist das sehr stimmig, denn es fühlt sich einfach in seiner Bauchmitte nicht wohl bzw. aus der Mitte gefallen. Der Bauch und eigentlich der Magen sind der Nabel der kindlichen Welt.
In dieser Zeit nimmt auch die Liebe, die das Kind erhält, ganz

natürlich den Weg über Mund und Magen. Mit dem Fließen des warmen, nährenden Milchstromes fließt auch der Ein*fluß* des venusischen Prinzips ins Leben: Das Baby saugt an jener Brust, an der dann auch wieder die Erwachsenen saugen, wenn sie Liebe möchten. Geht es dem Kind noch um die süße, warme Milch, kostet der Mann später die süße Liebe der Frau, die er begehrt. Das Saugen steht am Anfang und später, nach der Pubertät wieder, an zentraler Stelle des Liebesgeschehens. Auch hier geht es offenbar um Einverleiben. Tatsächlich spielt sich ja auch der Großteil des Liebesspiels an den Körperöffnungen ab.
Die Definition der Liebe ist so auch unserer anfänglichen Essensdefinition nicht nur sprachlich nahe verwandt: die Sehnsucht, sich allem zu öffnen, alles hereinzunehmen und damit zu allem zu werden. Hier spiegelt sich der Urwunsch des Menschen, zum Ursprung, zur Einheit des Paradieses, zurückzukehren. Auf der Ebene des Gleichnisses von den Kugelmenschen gelingt es für die Zeit des Geschlechtsaktes in der Tat, wieder zur vollkommenen Ganzheit zu gelangen. Auf der Erlebensebene ist es das Einheitsgefühl beim Orgasmus, das für diesen Moment die runde Vollkommenheit des Paradieses wiedererleben läßt. Mit dem Essen der verbotenen Frucht war dieser Zustand des Paradieses verspielt worden, in der Liebe wird er wenigstens für Augenblicke wiedergewonnen. Durch Essen bis zur Kugelgestalt läßt er sich allerdings nur äußerlich und damit im Innersten unbefriedigend herstellen.
Symbolisch sind körperliche Liebe und körperliches Essen sich entsprechende Vorgänge des Einverleibens und Integrierens von Fremdem. Allerdings gibt es im seelischen Bereich Lösungsmöglichkeiten, die auf der körperlichen Ebene geradezu gefährlich sind. Während seelische Liebe alle Grenzen und jeden zu engen Rahmen sprengen, ja sich beliebig ausdehnen kann und so wahrhaftig zum Spiel ohne Grenzen wird, lebt die körperliche Ebene von ihren Grenzen und deren Respektierung. Körperlich über die normalen Grenzen hinauszuessen führt zu

all den nicht ungefährlichen Nebenwirkungen des Übergewichts, körperlich über alle Maßen hinauszulieben bringt uns sehr rasch an die Barrieren unseres Aidszeitalters. Diese Krankheit zeichnet sich ja gerade durch den Zusammenbruch aller körperlichen Abwehrschranken aus. Seelische Liebe und seelisches Essen im Sinne des Abendmahles oder des indischen Weltessens (Bhoga) wären dagegen die Lösung, um wieder rund und gesund bzw. heil wie im Paradies zu werden.

Das Nuckeln von Milch und Liebe an der Mutterbrust muß dem Kind als ein dem Paradies noch recht naher Zustand erscheinen, fast wie im Schlaraffenland, wo ja bekanntlich auch Milch und Honig fließen, ohne daß man sich darum besonders bemühen müßte. In der Zeit, bis sich zumindest das männliche Kind wieder Zugang zu jenem paradiesischen Platz am Busen verdient, muß sich die kindliche Aufmerksamkeit auch auf andere Bereiche — wie Augen, Ohren, Stimme, Hände und Beine — verlagern und hier einige anstrengende Lernaufgaben bewältigen. Aber auch wenn Bewegung genußvoll erlebt wird, wie etwa die ersten eigenen Schritte, bleibt doch der Mund, was Genuß angeht, vorrangig.

So ist das Abstillen auch keine leichte Sache: Das Kind will den Luxusplatz am Herzen der Mutter, von ihr gesäugt, gewärmt und beschützt, auf keinen Fall aufgeben. Schließlich weiß es ja auch nicht, daß es später vielleicht zurückkehren darf, unter anderem Vorzeichen sicherlich, aber zum selben Zweck, um Lust zu erleben und zu geben. Steht da ein kleines Geschwisterchen schon auf der Warteliste, entzündet sich an der säugenden Brust nicht selten das erste Eifersuchtsdrama. Es unterscheidet sich nicht wesentlich von allen späteren, geht es doch auch jetzt schon ausschließlich um Liebe, wenn auch ihr eßbarer Aspekt noch sehr im Vordergrund steht.

Nach dem Abgestilltwerden suchen Mutter und Kind nach Ersatz. Bei der Mutter kommt vielleicht der Ehemann wieder mehr *zum Zuge*, das Kind hilft sich oft mit dem eigenen Daumen. Der ist zwar nicht so weich und erst recht nicht so ergiebig wie die Brustwarze der Mama, dafür steht er wenigstens jederzeit zur Verfügung. Oft liefern die Eltern auch die Ersatzbrustwarze selbst in Form eines Schnullers, an dem der Sprößling dann nach *Herzenslust* saugen und lutschen kann. Allerdings merken die meisten Kinder recht bald, daß durch solch einen Plastikbrustwarzenersatz keine Milch und auch keine Liebe fließen, und so lassen sich nicht alle auf diese Art *abspeisen*. Oft wird die Milchflasche, die ja auch einen Schnuller hat und zudem warme Milch spendet, viel besser angenommen. Allerdings beginnt hiermit schon ein heikler Weg: Die Lust des Kindes auf Zuwendung, Liebe und Geborgenheit wird bereits ganz deutlich über Ernährung befriedigt. Eigentlich ginge es dem Kind ja um eine ganz andere Nahrung. Die Tatsache, daß an der Brust der Mutter mehr zu haben ist als Milch, zeigt, wie ungern sie oft vom Kind gegen das Fläschchen eingetauscht wird. Heute kann als erwiesen gelten, daß Kinder zum Gedeihen, ja zum Leben neben der Atemluft und der Ernährung in Form von Trinken und Essen auch Liebe brauchen. Schon bei jenem berühmten mittelalterlichen Experiment hatte es sich gezeigt: Ein Herrscher wollte die Ursprache der Menschheit herausfinden und isolierte zu diesem Zweck eine Gruppe neugeborener Kinder. Niemand durfte mit ihnen ein Wort sprechen, ansonsten wurden sie aber vorbildlich und reichlich versorgt. Während der Herrscher vergeblich auf ihre ersten Worte in der »Ursprache« wartete, kümmerten die Kinder vor sich hin, bis sie schließlich sogar starben. Viel später gemachte Beobachtungen an Heimkindern, denen es an Zuwendung und Liebe mangelte, bestätigten des Rätsels Lösung: Die Kinder waren an mangelnder Liebe zugrunde gegangen. Noch heute sterben Kinder bei ausreichender materieller Versorgung an seelischer Vernachlässigung.

Ohne Zweifel also sind Essen und Liebe von allem Anfang an eng miteinander verbunden. Die Liebe geht schon von Anbe-

ginn an durch den Magen, und oft nimmt sie auch später diesen Weg. Wenn sie allerdings gar keine anderen Kanäle findet, kann die Mund-Magen-Straße durchaus zur Einbahnstraße werden.
Natürlicherweise muß das Kind, spätestens wenn das nächste Geschwisterchen sich ankündigt, von der Brust als Milch- und Lustquelle Abschied nehmen. Offensichtlich soll es schon in diesem zarten Alter reifere Formen der Lustbefriedigung finden, bleibt aber oft am ernährungsabhängigen Genuß hängen. Die Zeit der Süßigkeiten und Schleckereien beginnt. Die süßen Sachen enthüllen ihren Charakter als Liebesersatz hemmungslos. Wenn das Kind etwas Schmerzliches erlebt hat, wo es früher an die Brust genommen wurde, bekommt es jetzt einen Lutscher zum Stillen der Tränen. Andererseits zeigen süße Mädchen, die zum Vernaschen reizen, Zuckerpuppen und Schokimäuse, daß für die Sprache der Zusammenhang zwischen Liebe und Zuckerwerk so eindeutig ist, daß dieselben Worte verwendet werden. Auch die Zeit der Süßigkeiten sollte, sofern sie überhaupt beginnen muß, doch wieder enden. Tatsächlich ist das Ausmaß der Schleckphase der erhaltenen Liebe und Zärtlichkeit von seiten der Eltern umgekehrt proportional. Natürlich hängt aber auch vieles vom Zärtlichkeitsbedürfnis des betreffenden Kindes ab.
Empfänglich für Süßigkeiten bleiben jedoch auch die großen Kinder. Hier sind es besonders die Damen, die mit Pralinen, Konfekt und Bonbonnieren beschenkt werden: süße Huldigung und Hinweis an ihre verführerische Süße. Fast überflüssig, zu erwähnen, daß auch vor allem die Damen empfänglich für derlei süße Komplimente sind und sich mit deren Hilfe oft verführen, ja ver*naschen* lassen. In diesem Zusammenhang sollte nicht unerwähnt bleiben, daß die Schokolade ihre Karriere als Aphrodisiakum begann. Die Beziehung zwischen Schmausen und Schmusen liegt hier auf der Zunge. Die Vor*liebe* für Süßigkeiten bzw. die ver*zehren*de Sehnsucht nach ihnen

zeigen die Doppelbödigkeit des Terrains ebenso wie der Ausdruck »es satt haben«.
Mit der Pubertät gäbe es eine gute Gelegenheit, die Genußbefriedigung von der Ernährung unabhängiger zu machen. Falls jemand auch an dieser Stufe hängen- und damit im wahrsten Sinne des Wortes an den Süßigkeiten klebenbleibt, sind die Weichen unübersehbar auf Ersatzliebe und Fülle statt Erfüllung gestellt. Natürlich gibt es auch später Gelegenheiten, etwa jedes Sichverlieben, um den Sprung auf die reifere Ebene der erotischen Liebe doch noch zu schaffen, allerdings muß dann schon ein festgefügtes altes Muster aufgegeben werden. Ist es bereits zur *zweiten Natur* geworden oder, wie die Sprache weiß, *in Fleisch und Blut übergegangen*, wird seine Auflösung schwer. Leider geht auf der körperlichen wie auf der übertragenen Ebene kaum etwas so schnell in Fleisch und Blut über wie Süßigkeiten. Ihr leicht löslicher, hochraffinierter Zucker ist schon nach kürzester Zeit im Blut, und man setzt unter seinem *Einfluß* besonders schnell *Fleisch* an. Außerdem stillen Süßigkeiten nicht wirklich den Hunger, weder nach Süßem noch generell, denn über eine Stoffwechselrückkopplung führen sie eher zu immer weiterem Hunger. Diese Form der süßen Verehrung von Venus macht niemals satt, kennt sie doch nur die Fülle, nicht aber die Erfüllung.
Auch nach der Pubertät bleiben Essen und Liebe auf manche Weise Partner. Bekannt ist z. B. das »Bratkartoffelverhältnis« manches Studenten zu seiner Wirtin. Die Liebe ist hier noch ein wenig enger an Tisch und Bett gebunden als gemeinhin üblich. Traditionell war diese Beziehung aber immer nah. In den alten Zeiten galt der Herd als Zentrum des Hauses, so wie das Herz das Zentrum des Körperhauses ist. Wie sich im Haus alles Leben um den Herd drehte, kreist im Leben alles um die Liebe. Mars, das Gegenprinzip, war nach draußen auf die Schlachtfelder verbannt. Zwar nahm Amor, der Liebesgott, manche Anleihen bei ihm, wenn er sein Anliegen, die Liebe, etwa mit schar-

fen Pfeilen in die Herzen der Menschen schoß, mit einer Brandfackel ihr Herz entzündete oder die Liebe ganz direkt *zuschlagen* ließ. Der direkte Zugang aber war Mars verwehrt, und selbst grimmigsten Kriegern galt das Herdfeuer als heilig, einem unantastbaren anderen Prinzip zugehörig.
Auch heute erwarten sehr viele Männer, daß ihre Frauen sie »liebend umsorgen«, was vorrangig »bekochen« meint. Sie bereitet ihm das Mahl, und er frißt ihr aus der Hand — wie seinerzeit im Paradies. Die Liebe, die durch den Magen geht, hat Eva fest in ihrer Kontrolle. Die erotische Liebe ist nicht so einfach *schmackhaft* zu machen, da müßte er sich schon mitbemühen. So kommt es, daß der typische Feierabend eher mit einem kulinarischen als mit einem erotischen Gelage begangen wird. Das Erotische wird, wie es die Karikatur weiß, nur zu seltenen Anlässen gefeiert, dann nämlich, wenn ein richtiger Feiertag ist und Adam besser bei Kräften.
Die Beziehung zwischen Essen und Liebe wird auch deutlich bei vielen Flirtversuchen. Da wird eine Dame zum Essen eingeladen, wobei doch der Appetit für beide offensichtlich viel weiter geht. Man *beschnuppert* sich sozusagen beim Abendessen als Testfall für alle weiteren venusischen Aktivitäten. Typischerweise wird diese Einladung auch für das Abendessen ausgesprochen, womit die Nacht zeitlich gleich in der Nähe liegt. So eskaliert die Angelegenheit in vorgezeichneten Bahnen und von Stufe zu Stufe und Sinnesorgan zu Sinnesorgan. Konnten sie sich anfangs nicht *satt sehen* und *berauschten* sich am Klang ihrer Stimmen, will bald auch der Tastsinn zum Zuge kommen. Ist es vom ungemütlichen Stehen schon einmal zum vertrauteren Beieinandersitzen geschafft, ist der Schritt zum noch entspannteren Liegen naheliegend und die Verbindung von Tisch und Bett ein weiteres Mal deutlich. Es geht sozusagen im Konkreten wie im Übertragenen immer tiefer hinein ins Abenteuer. Vom genüßlichen Mahle mit beider Leib- und Lieblingsspeisen, wein*selig* und vielleicht schon *liebe*strunken, ent-

wickelt sich entsprechender Taten*durst*, und er trägt seine *kost*bare Eroberung ins Bett, wo sie wonne*trunken* den tiefsten Genuß *kosten*, den Venus auf dieser Ebene zu bieten hat. In ihrer Leiblichkeit erleben sie die höchste Lieblichkeit, und in einer *köst*lichen Nacht empfängt sie ihn und vielleicht mehr. Möglicherweise wird ihre Liebe eine runde Sache und *trägt Früchte*. Dann ist die Ver*mähl*ung der nächste Schritt in die Tiefe, der wiederum auf der anderen Ebene ein Fest*mahl* erfordert. Nur die Trennung von Tisch und Bett kann eine Vermählung wieder auflösen.

In früheren Zeiten war die Beziehung zwischen den verschiedenen Ebenen im Venusbereich zum Teil noch offensichtlicher. Die sinnenfreudigen Römer lagen bereits schon beim Essen und ließen sich dabei alle möglichen Sinne verwöhnen. Die Themen kamen jedenfalls alle aus Venus' Reich. Bis in unsere Zeit hat sich das Chambre séparée erhalten, in dem die Liebe bis heute durch den Magen, aber auch ein gutes Stück darüber hinausgeht.

b) Von Flüssigem und Überflüssigem — Essen, Trinken und Regression

Die Aphrodisiaka haben heutzutage etwas von ihrer drallen Symbolik eingebüßt, wurden doch auch sie ein Opfer des Trends zur Pille. Immerhin werden sie aber bis heute gegessen und geschluckt: von der Ginsengwurzel bis zu Vitamin-E-Pillen. Unsere Vorfahren waren dabei etwas dreister, wenn wir etwa an Casanova denken, der die einschlägig beleumundeten glitschigen Austern mit seiner Gespielin von Mund zu Mund austauschte.

Die Schokolade hatten wir schon erwähnt, wobei sie sich heute fast vom Aphrodisiakum zum ehrbaren Nahrungsmittel gewandelt hat. Bezeichnenderweise wurde noch zum Ende des 18. Jahrhunderts von ihr und anderen Süßigkeiten im gleichen Atemzuge wie vor sexuellen Ausschweifungen gewarnt.

Das *prickelnde Gefühl* des Champagnertrinkens haben wir uns dagegen auch in seiner ursprünglichen Bedeutung uneingeschränkt bewahrt. Noch immer hat es für viele Menschen etwas *sünd*haft Teures und auch Leicht*sinniges* an sich. Es hebt die Stimmung, bringt das Blut in Wallung und fördert die Lust an allem Venusischen.
Sehr nahe liegt hier das Thema »Verführung«, und auch dabei finden wir wieder die beiden Themen »Essen« und »Liebe« beieinander. Man kann zu Süßigkeiten auf beiden Ebenen verführt werden. Süße, appetitliche Mädchen, die zum Anbeißen aussehen, sind ein gefundenes »Fressen« für die hungrigen Blicke des Verführers. Bevor er sich ans *Vernaschen* macht, kann er über den Magen das Terrain mit »Ferrero Küßchen« vorbereiten, sie könnte sich gegebenenfalls mit »Mon Chéri« revanchieren.
Bei jeder Spielart der Sucht spielt die Verführung ebenfalls eine entscheidende Rolle. Auf der Suche nach Liebe und letztlich runder Vollkommenheit läßt sich der Betroffene von physischer Nahrung verführen. Und da diese zwar füllt, aber nicht erfüllt, verkommt die Suche zur Sucht. Der Hunger und die Sehnsucht bleiben ungestillt, und so muß weiter gegessen werden, ohne daß die Chance besteht, je genug zu bekommen. Statt innere Rundheit zu erlangen, gerät man äußerlich zur Kugel. Die Regression auf die frühe kindliche Entwicklungsstufe, wo noch jede Unlust mit Nahrung zu beheben war, wird deutlich. Sehr ehrlich macht hier die Mode. Schicke figurbetonte Kleider kommen nun nicht mehr in Frage, die Figur ist in Speck gehüllt. Dieser Speck aber ist dem Babyspeck des Anfangs sehr ähnlich und wird auch in ähnlicher Weise verpackt. Strampelhosenähnliche Gebilde, die weit und geräumig sind, sollen nun verhüllen, was so deutlich ist. Sehr gut paßte noch die sogenannte Babydoll-Mode — nomen est omen.
Noch drastischer in dieselbe Richtung weist der Griff (zurück) zur Flasche, mit dem der Alkoholiker seine Sehnsucht zu be-

friedigen *sucht*. Was nach der ersten oralen Frustration des Abgestilltwerdens noch ein angemessener Ausweg ist, stellt für den Erwachsenen eine in letzter Konsequenz immer unbefriedigende Flucht zurück in die kindlichen Gefühle dar. Die Süße der Milch ist deshalb auch nicht mehr ausreichend, es bedarf der benebelnden Wirkung des Alkohols, um aus der als zu hart empfundenen Realität in die weichere Welt des Rausches zu entkommen. Meist finden wir daher bei Süchtigen unreife Persönlichkeiten, die in wesentlichen Zügen in frühesten Entwicklungsphasen steckengeblieben sind. Häufig handelt es sich um Menschen, die in ihrer Kindheit erheblich verwöhnt wurden und so nicht lernen konnten, mit Frustrationen fertig zu werden und eigene Schritte zu machen. Echte Liebe wurde häufig durch überreichliche Versorgung und übertriebene Fürsorge ersetzt. Besonders schwer haben es oft verwöhnte Söhne liebesbedürftiger Mütter, die, selbst nicht gestillt in ihrem Liebeshunger, auch den der Söhne nicht wirklich stillen können, sie dafür aber mit allen möglichen Ersatzformen der Liebe überschütten und so an sich binden. Da sie nicht satt werden, saugen die Söhne immer weiter und versäumen so nicht selten die notwendigen Schritte in ein eigenes Leben.

An diesen beiden extremen Formen der Regression auf frühere, vermeintlich einfachere Entwicklungsstufen kann das Schema für alle anderen Rückfälle deutlich werden (lat. *regredi* = »zurückgehen«). Anstatt auf eine neue, erst noch zu erlernende Ebene vorzustoßen, zieht man sich lieber auf eine frühere, sichere zurück. Der Preis hierfür ist allerdings die Beendigung der seelischen Weiterentwicklung von diesem Moment an. Bei den extremen Fällen der Fett- und Alkoholsucht steht dem hohen Anspruch, eben rund, vollkommen und glücklich wie im Paradies zu sein, die geringe Frustrationstoleranz gegenüber. Sobald etwas schwierig wird, fehlt einem die Fähigkeit, sich diesem Problem zu stellen, und man *re*signiert. Das aber heißt wirklich »die Unterschrift zurückziehen«. Genauso geschieht

es dann, man unterschreibt den nächsten fälligen Entwicklungsschritt nicht mehr. Statt dessen bleibt man stehen oder weicht sogar zurück auf eine Stufe, auf der es noch Befriedigung gab, die nicht erst verdient werden wollte.
Der Griff zurück zur Flasche zeigt es ebenso wie die Süßigkeitensucht, bei der man wieder zum *Dauerlutscher* regrediert. Die zwischen den Extremen angesiedelten Formen des übermäßigen Essens und Trinkens verraten oft dasselbe Muster. Das Übermäßige, was ja nichts anderes bedeutet als das über das eigene Maß hinausgehende, tritt hier vielleicht nur schub- oder phasenweise auf. Immer wenn eine zukünftige Aufgabe zu schwierig oder zu unangenehm erscheint, man es nicht schafft, auf seelischer Ebene über die alten Grenzen hinauszuwachsen, flüchtet man sich in ein Freßgelage, um sich so auch ohne die geforderte Anstrengung schon rund und wohl zu fühlen. Daß dieses runde Wohligkeitsgefühl nur während des Essens anhält und danach gerade in Unwohlsein umschlägt, bei dem man sich erst recht aus der Mitte gefallen empfindet, ist hier die Chance. Die Betroffenen fühlen, daß etwas nicht stimmt, nicht wirklich rund ist, und so ist der Druck, weiter zu suchen, noch andere Wege zu ver*suchen*, groß.
Die enge Beziehung von Liebe und Essen unter der Obhut der Venus, die ihren gemeinsamen Nenner in der Lust findet, hat im Frust ihren natürlichen Gegenpol. So können unterschiedlichste Enttäuschungssituationen zum Rückzug in Venus' Reich verführen. Die Angebote der Venus sind in solchen Situationen Balsam für das angeschlagene Selbstwertgefühl und ein wahres Trostpflaster für schmerzende Wunden. Falls möglich, läßt man sich in solchen Augenblicken besonders gern mit Liebe verwöhnen, und die kann aus dem Kochtopf, durch den Magen, unter die Haut gehen oder direkt aus zärtlichen Händen auf die Haut. Ist man *von allen guten Geistern verlassen*, liegt *Selbstbefriedigung* nahe, und wieder reicht die Palette der Möglichkeiten durch Venus' ganzes Reich, von süßem Zuckerwerk bis zu ebensolchen Phantasien.

c) Venusisches in Märchen, Mythologien und Brauchtum

Daß wir bei der Essens- und Gewichtsproblematik nicht an der Liebesgöttin vorbeikommen, zeigen uns auch die Märchen und Mythologien der Völker. Ein liebevolles Verhältnis wird hier zumeist durch gute Versorgung mit Nahrung verdeutlicht, wohingegen die böse Stiefmutter ihre mangelnde Liebe durch schlechte Ernährung zum Ausdruck bringt. Sie rückt nur harte Brotrinden und die Abfälle der Küche heraus, von Süßigkeiten und Liebe keine Spur.

Solche Essens- und Liebesversagung erleichtert aber andererseits den Märchenhelden den Weg hinaus ins eigene Leben. Sie sind nicht, wie die verwöhnten Kinder, in der Gefahr, hängenzubleiben oder immer wieder an Mutters Rockzipfel zurückzukehren, da hier nichts zu erwarten ist. So sind sie vor der Regression eher geschützt als die verzogenen und mit Liebesbezeugungen überschütteten Kinder. Hänsel und Gretel etwa werden nach diesem Schema abgenabelt. Auch auf dem weiteren Weg müssen sie sich noch vor den Gefahren hüten, die von der alten bösen Frau, der Hexe, drohen, bis hin zum Verschlungenwerden. So bleiben sie auf ihrem Entwicklungsweg und wachsen. Als sie die Gefahren gemeistert haben, wird ihnen die Erlösung in Form eines ganzen Hauses aus Süßigkeiten, d. h. Liebe, zuteil. Innen drin finden sie neben *Köst*lichem auch viel *Kost*bares (Perlen und Edelsteine).

Die alte Hexe hätte Hänsel und Gretel »zum Fressen gern« gehabt und ist nur zu kurz gekommen. Die gleichen Gelüste, aber mehr Glück, hatten in der griechischen Mythologie Uranos und später sein Sohn Kronos, die ihre eigenen Kinder vor Eifersucht verschlangen. Als sie sie wieder erbrechen mußten, dürfte ihnen in mehrerer Hinsicht »zum Kotzen« gewesen sein, denn die erbrochenen Söhne waren inzwischen mit dem Gegenspieler der Venus, Mars, in Verbindung getreten und sagten sich: Rache ist *süß* bzw. Blutwurst. Die Kinderfresser zahlten so mit ihrem Liebesorgan bzw. mit ihrer Freiheit.

Daß bestimmte Mahlzeiten erhebliche Auswirkungen auf das eigene Glück haben können, zeigt uns auch die biblische Geschichte von Esau, der sein Erstgeborenenrecht für das berühmt-berüchtigte Linsengericht an seinen Bruder Joseph verhökert.

Das Motiv der Verweigerung der Nahrungsannahme zeigt uns Venus' Abwesenheit an. Und wenn die Liebe ganz fehlt, hat auch das Leben keine Chance mehr. Der Suppenkaspar wird immer dünner und dürrer. Seinem klapprigen Leib fehlen bald alle Rundungen und alles Weiche. Er hat sich auf der ganzen Linie verweigert, und die Tendenz enthüllt sein Ziel: Der Bursche will sich ver*dünnisieren*, sich aus der Welt davonmachen. Wer sich so *dünn*macht, hat offenbar genug von der runden Welt und dem runden Lebensmuster.

In den Bräuchen, Riten und alten Gewohnheiten versteckt sich viel Wissen über die Muster, die die Liebesgöttin auf Erden webt und in die wir alle auf die eine oder andere Weise verstrickt sind. Überall hat sie ihre Finger im Spiel, bei jedem Gelage, jeder überschwenglichen Freude und noch bei vielen Enttäuschungen. Oft sind es nur kleine Gesten oder Geschenke, z. B. die süße Schultüte, um uns über die Härte des Abschieds von der unbeschwerten Kinderzeit hinwegzutäuschen, manchmal auch Pfeile ihres Sohnes Amor, die dieser blind und doch treffsicher verschießt.

Neben der Lust an Liebe und Essen, Flüssigem und Überflüssigem fallen auch noch Frieden und Harmonie unter Venus' Einfluß. Tatsächlich werden auch alle Friedensschlüsse auf dieser Erde *begossen* oder mit feierlichen Eßgelagen verbunden. Als Sonderform wäre das Rauchen der Friedenspfeife bei den Indianern zu erwähnen. Auch im Rauchen und seinem oralen Bezug finden wir noch den Ausdruck des Venusischen. Wir stoßen auf den Frieden an und essen zusammen als symbolischem Ausdruck unserer guten Absichten, auch in allen anderen Bereichen harmonisch miteinander zu *verkehren*. Auf dem Feld der Partnerschaft, das ja nicht selten zu einem Schlachtfeld gerät, wird die Versöhnung, der wiedergefundene Frieden, häufig ebenfalls mit Essen, Trinken oder auch mit einem erotischen Festgelage gefeiert.

Die Tendenz, alle besonderen festlichen Begebenheiten wie Jubiläen und andere Jubelanlässe mit Essen, Trinken, Tanzen und mehr oder weniger verhüllten Anbandelungsmöglichkeiten zu begehen, verrät uns ebenfalls die Handschrift der Venus und damit noch einen weiteren Aspekt des Essens: Es kann auch einfach Ausdruck von runder Lebenslust und -freude sein, ein ausgelassenes Feiern und Wohlfühlen, das sich aller Ebenen des Venusprinzips freizügig — wie es diesem Prinzip entspricht — bedient. Ein *rundherum* gelungenes Fest ist sicherlich Ausdruck der Tatsache, daß die Welt wirklich rund ist, man sich rund und gesund fühlt. Bei solcher Gelegenheit wird es keine Reue geben, kein schlechtes Gewissen wegen etwaiger Pfunde, im Gegenteil, es ist »pfundig«, wie die bayrische *Mund*art weiß. Tatsächlich bewahrt die Volkssprache — oder in der englischen Version die Kunst des Mundes (»Mund-art«) — zeitlose Wahrheiten viel besser als die geschönte und angepaßte Hochsprache. Ein »pfundiges« Fest ist einfach gewichtig, ist rund und zeigt das Gesunde, Runde im Leben, das auch schon immer da ist, selbst wenn es oft vom Kranken noch verdeckt wird.

Solches Essen aus Freude am Genuß, um das Leben zu feiern und der Gemütlichkeit zu huldigen, wird am wenigsten Gewichtsprobleme aufwerfen, geschieht es doch bewußt und ehrlich. Die Leiden am Übergewicht aber haben ihre Wurzeln in der Unbewußtheit der zugrundeliegenden Muster. Ein echter Gourmet, der weit reist für ein besonders delikates Mahl, wird kaum unbewußt die Reise auf sich noch das Essen zu sich nehmen. Selbst dadurch gewachsenes Übergewicht wird durch den mit dem Essen verbundenen Genuß im wahrsten Sinne des Wortes *aufgewogen*. Das Leid am Überflüssigen entsteht gerade dadurch, daß kein adäquater Genuß die vermehrte körperliche Last und die drückenden Pfunde aufwiegt, weil der eigentliche Antrieb für das übermäßige Essen unbewußt ist.

d) Mit der Liebesgöttin auf Kriegsfuß

Die allermeisten Probleme mit dem Gewicht, sei es Über- oder Untergewicht, dürften im Reich der Liebesgöttin Venus entstehen. Konsequenterweise werden sie auch nur hier zu lösen sein. Daß die Gewichtsproblematik heute ein Volkssymptom ist, erscheint unter diesem Gesichtspunkt einleuchtend, denn mit keinem anderen Urprinzip stehen wir so auf Kriegsfuß wie mit dem der Venus. Tatsächlich stehen wir generell auf dem Kriegsfuß, und der der Friedens- und Liebesgöttin ist eher unbenutzt. »Der Krieg ist der Vater aller Dinge«, lehrte Heraklit, und sicherlich hat er damit das Urprinzip des Kriegsgottes Mars richtig eingestuft. Seine Kraft, Energie und letztlich Aggression ist es, die alles in dieser Welt ins Rollen bringt. Nun gehört aber zu jedem Vater auch eine Mutter, und das kann nach urprinzipieller Logik* nur Venus, die Friedensgöttin, als natürlicher Gegenpol von Mars sein. Sie ist Mars' »bessere Hälfte«, wie das Gleichnis der Kugelmenschen und auch die Umgangssprache weiß. Erst aus der Verbindung von Venus und Mars, von Mutter und Vater, kann Harmonia, ihrer beider Tochter, hervorgehen.

Um aber in unserer Zeit Harmonie zur Welt zu bringen, müßten wir einiges zur Stärkung der Position der Liebesgöttin tun, so sehr ist diese ins Hintertreffen geraten. Ein deutliches Schlaglicht auf das Verhältnis von Krieg und Frieden, Mars und Venus, bringt ein Blick auf die Ausgaben für Rüstung und Kriegsforschung (Mars) und die für Friedensforschung

* Eine ausführliche Einführung in den Umgang mit Urprinzipien finden Sie in dem Buch: Nicolaus Klein und Rüdiger Dahlke: *Das senkrechte Weltbild. Symbolisches Denken in astrologischen Urprinzipien*, München 1988.

(Venus). Im entsprechenden Verhältnis stehen die beiden Urprinzipien heute in der Welt, und so brauchen wir uns nicht zu wundern, wenn es innerhalb des zu kurz gekommenen Venusreiches drunter und drüber geht und wir von Harmonie keine Spur finden. Das rechte Maß, die Mitte ist verlorengegangen in der Welt und auch in sehr vielen ihrer Menschen.
Daß es, was die ideale Körperform angeht, drunter und drüber geht, zeigt ein Blick auf jede moderne Menschenansammlung. Das ideale »Muster«, der in sich ruhende, in den Proportionen ausgewogene Mensch, dessen gesunder Geist in einem gesunden Körper wohnt, ist selten geworden. Es überwiegen die Runden, die unter ihrer Kugelgestalt leiden und sich, im Gegensatz zu den innerlich runden ersten Menschen aus Platos *Gastmahl*, den Göttern überhaupt nicht ebenbürtig fühlen. Ihre Gestalt ist nicht Spiegelbild innerer Rundheit, sondern Kompensation des Fehlens derselben.
Die kleinere, aber auch nicht sehr glückliche Gruppe bilden die Ranken, Schlanken, die sich ständig strecken müssen, denen man die Anstrengung und den Kampf ihres Daseins geradezu ansieht. Das venusisch runde Lebensgefühl fehlt ihnen erst recht, leben sie es doch meist weder innen noch außen. Ihre Suche hat sich in die Gegenrichtung zur Fett- und Freßsucht geschlagen und ist häufig zur Arbeitssucht verkommen. Sie sind die Rückseite der Medaille, auf deren Vorderseite das passive Versumpfen in den Fettbergen des venusischen Überflusses um sich greift. Die Mitte aber, die Harmonie, sie liegt uns fern, so fern wie das Urprinzip der Venus, über das allein wir uns ihr wieder annähern könnten.

2. Im Frust-Reich des Übergewichts

a) Der Kummerspeck muß weg

Die Kehrseite dieses Satzes heißt: »Das Glücksgefühl muß her!« Nur über diese Erkenntnis gibt es eine Chance, an die Wurzel des Kummerspecks heranzukommen. Mit Diät und Disziplin wird sich der Kummer nur vergrößern und so die Macht des zugrundeliegenden Musters wachsen. Das Gefühl, um das es in Wirklichkeit geht, erlaubt einem, sich rund und kerngesund zu fühlen. Im Kern, in der Mitte, gesund und heil zu sein, ist unser höchstes Ziel, und bezeichnenderweise kommen wir ihm im Zustand des Verliebtseins und der Liebe am nächsten. Wenn wir uns so rund fühlen, ist uns danach, die ganze (runde) Welt zu umarmen. Wir fühlen uns unserer Bestimmung nahe, eins mit allem. Fallen wir dann aber aus diesem runden Glücksgefühl heraus, weil wir es z. B. an einen anderen Menschen binden, der das Spiel nicht oder nicht mehr mitspielen will, ist der Kummer groß. Wirklichen Ersatz für dieses Einheitsgefühl zu finden ist fast unmöglich; eine gute Chance besteht darin, sich wieder zu verlieben und sich damit der ganzen Welt von neuem zu öffnen.

Natürlich gäbe es auch die sehr anspruchsvolle Möglichkeit, sich nicht nur einem Menschen, sondern gleich der ganzen Welt zu öffnen, sich in die Schöpfung zu verlieben — der Weg der Mystiker. Meist ist das allerdings kein praktikabler Rat für jemanden, der in Liebeskummer versunken ist, und der Griff zu banalerem Ersatz liegt natürlich den meisten viel näher. Womit wir wieder bei den schon erwähnten Süßigkeiten wären. Anstelle eines vollen, ja überfließenden Herzens, bekommt man so einen übervollen Magen. Während einem aber ein übervolles Herz zumeist im Leibe lacht, ist einem ständig überfüllten Magen eher zum Brechen oder doch zum Heulen. Die Tränen, die er vergießt, sind von ätzender Salzsäure, und auf die Dauer wird man so nur sauer. Die süßen Gefühle der Liebe

bleiben dem Reich der Venus verbunden; die süßen Schleckereien der materiellen Ebene aber wandeln sich im Körper zum Gegenprinzip des Mars und lassen uns auf die Dauer stimmungs- und gewebemäßig versauern.
Der zusammengeknabberte Kummerspeck hat seine entwicklungsgeschichtlichen Verbindungen zum Babyspeck. Vielfach lehren wir schon unsere Kinder, auf alle Störungen des seelischen Gleichgewichts körperlich mit Essen zu antworten. Das Ergebnis ist körperliches — statt seelisches — Rundheitsgefühl.
Auch im Fall des Kummerspecks sollte aber nicht übersehen werden, daß es sich hier um einen Selbstheilungsversuch des Organismus handelt. Er sucht — statt in einer Psychotherapie — sein Glück in der einfacheren, somatischen Therapie des Essens. Das mag unter einigen Gesichts- und vor allem Gewichtspunkten keine ideale Lösung sein, aber es ist immerhin eine Lösung. In diesem Fall dem Organismus einfach seine Medizin, nämlich die Nahrung, vorzuenthalten kann das Problem nicht lösen, sondern nur vergrößern. Radikale Hungerkuren können bei dieser Grundsituation in massive seelische Probleme führen. Die Wälle aus Fett, hinter denen man sich vergraben hat, bekommen nämlich auch eine Schutz- und Abschirmfunktion, ganz abgesehen davon, daß Essen in solchen Situationen oft das einzige ist, was überhaupt noch bleibt. Wem nichts mehr im Leben übrigbleibt als Essensgenuß, dem kann man diesen letzten Strohhalm nicht einfach wegnehmen. Er wird darauf, unter Umständen, mit einer tiefen Depression reagieren oder sich auf noch drastischere Weise *dünn*machen.
Allerdings sollte man sich, bevor man nichts tut oder das Thema weiterhin kauend und schluckend bearbeitet, klarmachen, in welchen Teufelskreis man sich hineinfrißt. Mit der Zeit wird man nämlich in Bergen von Fett weitgehend untertauchen. Das hat unter anderem den Effekt, daß man keine »gute Figur mehr macht« bzw. hat und so die Chancen, eine neue Liebe zu

finden, nicht gerade wachsen. Ja, man könnte sagen: Sie gehen gleich mit im Fett baden. So bleibt der Kummer bestehen, es wird weiter gefuttert, und die gelben Berge werden weiter wachsen, während die Chancen auf Befreiung schrumpfen. Man ist tatsächlich in Teufels Küche geraten, und der kocht in diesem Fall teuflisch süß und lecker.

Im übrigen ist das ewige Schlucken auch für den Magen ungesund, gerade wenn man bereits ein armer Schlucker ist. Es gäbe in diesem Fall einiges zu lernen über das eigene Muster, die Ansprüche ans Leben und die vielleicht schon eingefahrenen Fluchtwege. Die Lösung liegt nicht im Kampf gegen das Symptom Essen, sondern im Aufwachen für die wirklichen Bedürfnisse, Wünsche und Träume. Und auch im Mobilisieren allen Mutes, um neue Wege zu wagen, nicht mehr nur zu schlucken, sondern im Gegenteil die eigenen Vorstellungen und Forderungen zu äußern, sich Beachtung zu verschaffen, anstatt sich im Fett zu verdrücken.

b) Flucht ins Fett

In manchen Fällen ist der Weg ins Fett schon die primäre, wenn auch nur halbbewußte Absicht. Ist nämlich das schlanke Leben zu aufreibend und anstrengend, mag sich der dicke Ausweg anbieten und manche Vorteile versprechen. Nicht jeder Fette neigt dazu, ins Fettnäpfchen zu treten oder gar Fettflecken zu hinterlassen, im Gegenteil, die rundlichen Typen stehen in dem Ruf, gemütlich und verläßlich, heiter und genußfreudig zu sein.

Menschen, die sehr viel wiegen, sind sich selbst meist nicht sehr *gewogen*, von den anderen aber oft wohlgelitten. Die finden sie zwar auch dick, *haben* sie deswegen aber keineswegs *dick*. Läßt man nämlich seine geschlechtsspezifischen Figurmerkmale, wie die enge Taille und den prominenten Busen oder bei Männern breite Schultern und schmale Hüften, in der tonnenförmigen, neutralen Einheitsgestalt des Dicken untergehen, wird man von den Artgenossen nicht mehr im selben Maße als polares Geschlechtswesen identifiziert und behandelt. In vielen Untersuchungen konnte bestätigt werden, daß wir Menschen, was Gestaltwahrnehmung angeht, sehr biologisch, um nicht zu sagen tierisch, reagieren. Bei Männern ist diese Reaktion auf die sogenannten Schlüsselreize noch ausgeprägter als bei Frauen. Eine schlanke Taille unter einem runden Busen oder über einem ebensolchen Po — und der Intellekt schaltet vollautomatisch ab, das männliche Tier nimmt Witterung und Spur dieser potentiellen Beute auf. Jahrhundertelanges Anstands- und Moraltraining schaltet meist den Intellekt sofort wieder ein, die vegetative Reaktion ist aber bereits abgelaufen. Frauen reagieren ebenfalls — wenn auch schwächer — auf die entsprechenden Auslöser in der typisch männlichen Gestalt. Das einzige Mittel, diese Automatik lahmzulegen, ist tatsächlich Fett.

Läßt eine Frau ihre Kurven im Fett untergehen, kann sie damit rechnen, daß der Konkurrenzdruck von anderen Frauen sogleich nachläßt. Sie hört schlagartig auf, eine Gefahr für Beziehungen oder im Kampf um erotische Gunst zu sein. Das ganze Thema Eifersucht verliert an Brisanz. Zuweilen ist es auch entlastend für das Eifersuchtsproblem des eigenen Mannes, wenn nicht mehr alle fremden Männer den Kurven »seiner« Frau nachhängen. Doch ähnlich wie es sich auf dem Gegenpol »in Schönheit sterben« läßt, ist das auch in Fett möglich. Wobei hier neben der übertragenen Ebene leider auch die ganz konkrete in Frage kommt.

Darüber hinaus wird die Frau als Tonne von Männern eher als Mensch und weniger als Lustobjekt betrachtet. Besonders Frauen, die sich ihrer Geschlechtsrolle nicht sehr sicher sind und unter den Verführungs- und Anmachversuchen leiden, erleben das nachlassende Interesse auf diesem Gebiet als sehr entlastend. Dick empfinden sie es leichter, Karriere zu machen, da sie sich freier entfalten können und nicht ständig auf eine Rolle festgelegt werden. Oft haben auch Männer, die ihrerseits in ihrer Geschlechtsrolle verunsichert sind, weniger Angst vor ihnen und sind nun zu engerer Zusammenarbeit, wie sonst nur mit anderen Männern, bereit. So kann die generelle Flucht ins Fett das alltägliche Flüchten vor der eigenen Ausstrahlung überflüssig machen. Diese Situation gilt allerdings fast ausschließlich für Frauen. So konnte etwa nachgewiesen werden, daß attraktive weibliche Kandidatinnen geringere Chancen haben, für hohe berufliche Positionen akzeptiert zu werden, als weniger attraktive Bewerberinnen. Bei Positionen mit geringerem Sozialprestige, wie etwa Sekretärin oder Kellnerin dreht sich die Situation bezeichnenderweise wieder um. Auch aus der Politik ist bekannt, daß attraktivere Kandidatinnen eher weniger Zustimmung erhalten, wohingegen attraktive Männer durchaus von ihrem guten Aussehen profitieren, wenn es an die Stimmenauszählung geht. Von Männern kann man denn auch fast nie hören, daß sie sich nur wegen ihres Aussehens angenommen oder gar als sexuelle Beute fühlen, bei Frauen ist diese Klage dagegen häufig.

Ganz offensichtlich wird die relative Ruhe bzw. das In-Ruhe-gelassen-Werden in der eigenen Fettburg mit dem weitgehenden Verzicht auf die Lust am eigenen Körper und seine Geschlechtlichkeit bezahlt. Wenig überraschend bestätigen einschlägige Untersuchungen dann auch, daß Fettsüchtige häufig frigide und unbefriedigt sind. Ähnliches gilt für die männliche Potenz im fetten Milieu. Die einen sehen darin nun die Folge, die anderen die Ursache der Fettsucht. In Wirklichkeit ist wohl beides richtig und Ausdruck bzw. paralleles Geschehen des jeweiligen Lebensmusters.

Wer sich hinter den gelben Bergen verbirgt, hat offensichtlich etwas zu verbergen. Wer oder was sich aber versteckt, will natürlich nicht gesehen werden und so auch nicht offen leben. Wobei dieses Nicht-leben-Wollen eines so wesentlichen Teils wie der eigenen Geschlechtsrolle immer eine ambivalente Geschichte bleibt. Tief drinnen findet sich in jedem Fall doch die

Sehnsucht nach der anderen, besseren Hälfte, vor der man sich ängstlich ins Fett verkriecht. Schließlich kommt noch dazu, daß Fett zwar eine ideale Isolierschicht bildet, aber in beide Richtungen. Von außen dringt kaum mehr etwas hinein ins Innere des Panzers, aber es kommt eben auch nichts mehr heraus. Die Fettschicht fängt alle Temperaturextreme auf, ähnlich wie sie auch alle Figurextreme aufhebt. Und es entsteht eine gut isolierte Durchschnittssituation mit Durchschnittstemperaturen.
Was aber für die Wärme gilt, betrifft auch die Gefühle, und am Ende ist man auf allen Ebenen *isoliert*. Für Außenstehende mag das noch recht angenehm sein, wenn die Wohlbeleibten so sprichwörtlich *ausgeglichen* sind. Für die Dicken selbst ist es auf die Dauer eher schrecklich, und sie lernen mit der Zeit, die Bibelworte nachzufühlen: »Ach, daß du kalt oder warm wärest! Weil du aber lau bist und weder warm noch kalt, werde ich dich ausspeien aus meinem Munde« (Offenb. 3,15/16).
Das Leben in der eigenen Fleischburg, hinter den gelben Schutzwällen, wird eintönig und langweilig — die anderen aber wagen sich nicht mehr über die Wälle in die Schutz- und Trutzburg.
Wenn sie es aber doch wagen, ist ihre Motivation meist von eigenen Problemen geprägt. Männer, die vor dem Weiblichen an sich Angst haben, wagen sich noch am ehesten an Frauen, die diesen Aspekt verhüllen. Das überfließende Fett läßt wieder eher das Kind hervortreten. Das Gesicht bekommt etwas Puttenhaftes; bei Engeln tritt aber bekanntlich die Geschlechtlichkeit zurück. In den übergroßen Brüsten kommt der nährende Aspekt in den Vordergrund, den man ja schon aus der Kindheit kennt und der weniger angst macht als die erwachsene Geschlechtlichkeit mit ihrem Beigeschmack des Verschlingens. So sind es vor allem unreife Männer, die Schutz in der sicheren Burg suchen, Geborgenheit und das Gefühl des Genährtwerdens dem sexuellen Geschlechterkampf vorziehen.
Auch Männer wählen nicht selten den Weg ins Fett, um darin

vieles, dem sie sich nicht gewachsen fühlen, untergehen zu lassen. Hinter einem gewaltigen Bauch kann da leicht *der kleine Mann* verschwinden. Tatsächlich wirkt das Geschlechtsorgan bei den dickleibigen Herren der Schöpfung besonders klein, was kaum einem wirklich gleichgültig ist. Es ist und bleibt das empfindlichste Glied in der Selbstsicherheitskette, und oft bauen eindrucksvolle Karrieren auf einem — vielleicht sogar nur eingebildeten — Schwachpunkt in diesem Bereich auf. Da mag eine Fettschürze gar nicht ungelegen kommen.
Allerdings haben Männer den Vorteil, daß bei ihnen Körpergewicht vielfach ganz vordergründig für echtes Gewicht gehalten wird. Ein wohlbeleibter Herr wird sogar eher für wichtig und gut betucht gehalten als ein schlanker. Wo das sogenannte Volksempfinden bei der Frau viel schneller dazu neigt, im Übergewicht ein Problem auszumachen, wird dem entsprechenden Mann ganz blauäugig die erlöste Variante unterstellt. Natürlich kann äußere Fülle — wie schon am Beispiel des Buddha angedeutet — innere Fülle spiegeln, aber das wird erstens sehr selten der Fall sein und zweitens bei beiden Geschlechtern im gleichen Maße.
Auch bei den übergewichtigen Männern müssen wir folglich meist davon ausgehen, daß hier ein Gewichtsproblem vorliegt. Ein Blick auf all die gewichtigen Männer der Gesellschaft im Adamskostüm, das ja das ehrlichste aller Kostüme ist, kann schon zeigen, wo das Problem begraben liegt. Ganz ähnlich wie die weiblichen Kurven im Fett versinken können, gehen hier die typisch männlichen Konturen unter. Die Schultern sind weder muskulös noch breit und überragen so auch keineswegs die »schmalen Hüften«, sind diese doch von üppigem Hüftspeck weich umlagert. Der Volksmund spricht hier in seiner üblich respektfreien Art vom »Rettungsring«. Weshalb haben die Herren den wohl nötig? Nun, einen Rettungsring braucht man gemeinhin, um oben zu schwimmen. Wenn man es anders nicht schafft, bleibt dieser Notbehelf die beste Möglichkeit,

um obenauf zu bleiben. Da man, was die physische Männlichkeit angeht, also nicht so besonders obenauf ist, wird das auf der gesellschaftlichen und wirtschaftlichen Ebene, so gut es geht, kompensiert. Der Wunsch, viel Gewicht zu haben und breiten Raum einzunehmen, läßt sich aber nicht immer restlos in die soziale Wirklichkeit übertragen, und so bleibt oft wieder nur der bequeme Ausweg in die körperliche Wirklichkeit. Nur leider ist der Körper so erbarmungslos ehrlich, daß auch die besten Schneider da nicht mehr alles kaschieren können.

Auch bei der Flucht ins Fett bleibt letztlich die tiefe Sehnsucht nach Anerkennung bestimmend und damit die nach Liebe. Während dem schwergewichtigen, erfolgreichen Mann der Weg über den eigenen Körper wohl zu schwierig und problematisch ist, um der Liebe zu begegnen, wählt er lieber den über die gesellschaftliche Ebene. Anstatt das eigene Herz weiter werden zu lassen, läßt er den eigenen Einfluß immer weitere Kreise ziehen. Statt das eigene Herz zu öffnen, öffnet er sich alle möglichen Türen, statt innerlich zu wachsen, wächst er auf allen äußeren Ebenen — vom Bankkonto bis zur Fettschwarte. So wird der Rettungsring immer mächtiger, und das ist auch in diesem Fall richtig und notwendig. Vielleicht wird gerade der irgendeinem Freund oder Arzt als »Risikofaktor« ins Auge springen und die Umkehr bzw. Einkehr nach innen einleiten.

Kaum anders liegen die Dinge bei der ins Dicke geflohenen Frau. Auch sie fühlt sich den Forderungen der Liebe auf der körperlich-seelischen Ebene nicht gewachsen und weicht in den gesellschaftlichen Bereich einer Karriere oder anderen äußeren Erfolges aus. Eine Lösung kann hier nicht liegen; auch wenn es viele vordergründige Vorteile hat, letztlich muß der Rückweg, die Heimkehr, angetreten werden, und der darf sich zwar nicht auf das Symptom, die gelbe Schutzburg, beschränken, muß sie aber auf alle Fälle einschließen.

c) Essen und Trinken als Demonstration von Macht und Luxus

Essen bzw. Trinken ist das erste und Wichtigste im Leben des Säuglings. Es ist sein Weg, um Liebe zu bekommen, aber auch sein einziger Weg, um Macht zu zeigen. Wenn er die dargebotene und später aufgetischte Liebe nicht annimmt, landet der Schwarze Peter schnell bei den Eltern, und Baby be*herr*scht die Lage auf der ganzen *Linie*. An dieser Situation entzünden sich heiße Machtkämpfe, die wohl nur noch von jenem anderen neuralgischen Machtpunkt, dem Geben auf dem Töpfchen, erreicht werden. Da hilft oft kein Schmeicheln und kein Machtwort, Baby ißt das eine Töpfchen nicht leer und macht das andere nicht voll — statt dessen genießt es die Macht, die ihm Eltern über Geben und Nehmen einräumen. Ziehen sie, z. B. nach einer Beratung, ihr hohes Interesse von den beiden Töpfchen ab, verliert auch Baby schnell das Interesse daran. Zum Machtkampf gehören immer wenigstens zwei, sonst funktioniert er nicht und bringt keinen Spaß.

Von allem Anfang an kann man also seine Macht über Essen und Nichtessen ausleben. Auch das mit *macht*vollem Geschrei eingeforderte Mahl an der mütterlichen Milchbar stellt und klärt die Machtfrage meist in einem Zug.

Später gelingt die Machtdemonstration, wenn man von der Pubertätsmagersucht absieht, besser über reichliches Essen. In der Jugendzeit etwa, wo auch bei uns noch die wenigsten übergewichtig sind, kann man als dicker Mensch kaum übersehen werden, ist etwas Besonderes und hinterläßt *Eindruck*. Allerdings wird es mit zunehmenden Alter heutzutage immer schwieriger, Übergewicht gewinnbringend in die Waagschale zu werfen; zu viele wählen diesen Weg. Lediglich der Sportbereich, besonders Gewichtheben, Ringen und manche Kampfsportarten bieten hier noch Möglichkeiten. Der physisch stärkste und mächtigste Mann auf der Welt ist der Boxweltmeister im *Schwergewicht*. Der um diesen Titel gemachte eindrucksvolle Zauber zeigt, wie man durch Essen von wahren Fleischbergen selbst zum Fleischberg werden kann und durch das Spiel mit den Muskelbergen zum Schwergewichtsmeister, jenem Fabelwesen, das alle anderen beherrscht.

Nun ist dieser Weg sehr mühsam und außerdem recht neu. Durch alle Zeiten aber gab es Wege, wie man es zu einigem Gewicht bringen konnte. Wege, die eher angenehm denn mühsam, dem Weichen, Venusischen, von Anfang an verbunden und nicht auf die harten Fäuste des Gegenprinzips, Mars, angewiesen waren. In der Geschichte waren Essen und Trinken immer Bereiche, in denen sich die besseren Leute sehr deutlich von den gewöhnlichen Sterblichen absetzen konnten. Gerade das Überflüssige, nicht zum Überleben Notwendige, macht den Reiz des Exklusiven und die Basis des eigentlichen Genusses aus.

Nun können wir uns heute in dieser Gesellschaft praktisch alle Überfluß leisten, was Essen und Trinken angeht. Getränke und Nahrungsmittel sind zum erschwinglichen Luxus geworden. Insofern ist es nicht ganz leicht, sich noch besonders in Szene zu setzen. Da hatten es die Adligen und Kleriker vergangener Zeiten durchaus leichter, ihre Wichtigkeit in ihren Menüs auszuleben. Damals gehörte es fast zum guten Ton, im Alter an Gicht zu erkranken, zeigte das doch an, was man sich über die Jahre alles an Luxus geleistet und gegönnt hatte. Die Gicht war sozusagen die Garantie, im Leben nichts versäumt zu haben. Ein gewisses Übergewicht brachte in früheren Zeiten auch ausschließlich Ansehen, wurde es doch eindeutig mit Wohlstand assoziiert und der Freiheit vom täglichen Arbeitszwang. Der heutige *Beigeschmack* von Disziplinlosigkeit haftete den überflüssigen Pfunden jedenfalls noch kaum an. Man konnte sie sich einfach leisten. Heute kann sich jeder Übergewicht leisten, und das macht es den Notabeln nicht leicht, ihr besonderes *Gewicht* zur Geltung zu bringen bzw. auffällig und dekorativ in die Waagschale zu werfen.

Einen Ausweg aus dieser Schwierigkeit erlauben heute die exklusiven Nobelrestaurants, wo das *Gewicht* des Geldbeutels die Klassenschranke wirksam ersetzt. Eine eigene kulinarische Sprache, ans Französische eng angelehnt, erhöht noch die Exklusivität. Man ist unter sich, wird doch von den richtig Wichtigen gesehen, und es wird sichtbar, was man sich leisten kann. Die »Crème de la Crème« ist hier Nachtisch und soziales Etikett. Da es aber auch hier, über den Umweg von Bewunderung und ein wenig Neid, um Anerkennung und damit letztlich Liebe geht, rückt eine (Er-)Lösung in weite Ferne. Schon das Wort Exklusivität zeigt das Problem: Ausgeschlossenheit. Natürlich will man all die anderen ordinären Menschen ausschließen, aber plötzlich ist man selbst ausgeschlossen vom Strom des Lebens. Liebe jedenfalls bedarf des entgegengesetzten Prinzips, will gerade einschließen, und das ohne Ausnahme.

Insofern ist es auch gar nicht so erstaunlich, daß diese ganze Richtung sich in immer extremere Ausdrucksformen vorwagt, in der illusionären Hoffnung, vielleicht doch noch das Ziel, Glück und Liebe bzw. runde Vollkommenheit, zu erreichen. Gerade in Frankreich wurde dem Reich der Venus immer viel Aufmerksamkeit geschenkt. Der Ausdruck »Leben wie Gott in Frankreich« weist in diese Richtung, und der Ruf der französischen Küche steht dem der französischen Liebhaber in nichts nach und wird durch die Wichtigkeit der schönen Künste in diesem Land abgerundet. Die höfische Etikette trieb hier ihre *herr*lichsten Blüten, die Manieriertheit der Sitten ihre *däm*lichsten Stilblüten. Die Wichtigkeit der Düfte und Aromen machte das Land zur Heimat des Parfüms und weltweit bewunderter Kochkunst. Hier sind die Köche zuerst zu Künstlern aufgestiegen und auf der gesellschaftlichen Leiter mächtig emporgerutscht. Essen und Lieben sind anerkannte Künste und deshalb auch kaum noch natürlich, sondern eben kunstvoll bis künstlich.

An dem französischen Versuch können wir gut erkennen, daß es auch mit noch soviel Bewußtheit und Mühe keine Erlösung für den Wunsch nach Glück und runder Zufriedenheit geben kann, solange er ausschließlich im äußerlich-materiellen Bereich kultiviert wird. Innere Rundheit und Vollkommenheit lassen sich auch nicht durch raffinierteste Liebes- und Essenskunst verwirklichen, solange beide auf der körperlichen Ebene hängenbleiben.

In diesem Fall wird es fast zwingend zu immer raffinierteren Versuchen kommen — nach dem bekannt erfolglosen Motto: Noch mehr vom selben. Das geht an Tisch und Bett dann leicht in jene Richtung, die wir gemeinhin als Perversion bezeichnen. Bedenkt man, wie die Hummer mit gefesselten Scheren auf ihre kulinarische Exekution warten, daß die Austern gewöhnlich erst auf dem Teller bzw. im Mund verenden, die Gänseleberpastete nichts anderes als die Fettleber einer bis zum Tode überfütterten Gans ist, stellt sich die Geschmacksfrage in mehrerlei Hinsicht. Die Japaner sind uns hier bereits einen Schritt voraus in ihrer Vorliebe, quasi noch lebendes Fleisch zu »genießen«. In einem berühmten Restaurant gehört das Löffeln lebenden Affenhirns zu den Besonderheiten. Der Tisch hat in der Mitte ein Loch, unter dem der Käfig des Affen angebracht ist. Dessen Kopf wird vom Ober in dem Loch befestigt, sodann prügeln die um die »Tafel« versammelten Gäste den Affen mit Schlagwerkzeugen bewußtlos, um schließlich das eröffnete Hirn des noch lebenden Tieres zu essen. Hier stellt sich nur noch die Frage, ob beim einzelnen Gourmet Sadismus oder doch Masochismus im Vordergrund steht.

An solchen Extremformen kulinarischen Genusses oder auch an der französischen Variante, wo zum Teil Kunstwerke mit Messer und Gabel zerstört werden, läßt sich erkennen, daß in dieser Richtung keine Lösung des zugrundeliegenden Bedürfnisses möglich ist. Auch die exklusivste Essens- und Liebeskunst wird die Sehnsucht nach Liebe nicht befriedigen können.

Zum Problem werden solche Essensrichtungen vor allem dort,

wo sie zum festen Bestandteil des Lebens geworden sind, wo Geschäftsleute ihre Kunden zum Essen einladen müssen, wo der gute Ton, der Geschäftszwang, den Genuß überwiegt. Wenn die Fettleber bereits als Berufskrankheit droht, hilft nur noch, sich einzugestehen, daß man sich kaum noch von jenen Gänsen unterscheidet, die mit ihrer die Basis unserer Fettleber liefern. Zwänge sind Zwänge! Die bekannte Drohung »Vogel, friß oder stirb!« wird hier zum alternativlosen Zwang: »Vogel, friß und stirb!«

Natürlich ist es schwer, aus solch eingefressenen Lebensmustern auszusteigen, besonders wenn diese gesellschaftlich anerkannt, ja gefördert sind. Wie sonst könnte man auf eine gelungene Transaktion mit einem Geschäftspartner anstoßen, ohne anstößig zu werden? Wie anders als mit einem gepflegten Essen könnte man einen Abschluß stilvoll besiegeln? Miteinander friedlich und gut zu essen bildet Vertrauen und schafft Atmosphäre. Die uralten Rituale der Gastfreundschaft liegen hier noch unbewußt zugrunde. Jemandem, mit dem man friedlich zusammen gegessen hat, kann man auch trauen. Man teilt symbolisch Brot und Wein und stellt so eine Verbundenheit her, die anders, zumindest im Geschäftsverkehr, kaum zu erreichen wäre. Selbst dem Geschlechtsverkehr geht ja oft der Einstieg über ein gemeinsames Mahl voraus. Die Möglichkeit, eine Stunde schweigend im Kreise zu sitzen, haben wir mit unserer hektischen Oberflächlichkeit längst verloren, und selbst die Indianer haben in dieser Zeit Schwierigkeiten damit. Allerdings könnten wir damit noch wesentlich besser spüren, wer der Partner wirklich ist und was er wirklich von uns will.

An dieser Stelle sei nochmals auf den großen Unterschied hingewiesen zwischen dem bewußten Genießer und jenem gezwungenen Opfer der eigenen Lebenszwänge. In dem Maße, wie die Bewußtheit des Genusses fast rituelle Züge annimmt, kommen wir dem eigentlichen Ziel hinter allem Essen, der inneren Rundheit, auch wirklich näher. Solange man sich dagegen des eigentlichen Themas, der inneren Leere, nicht bewußt ist und nur immer Materielles einfüllt, um das Leeregefühl für Augenblicke zu erleichtern, so lange wird man keineswegs innerlich, sondern lediglich äußerlich wachsen. Man wird auf diese Weise auch nicht an Wichtigkeit, sondern nur an Gewicht zunehmen, wird nicht durch Besonderheit, sondern durch ordinäres Fett auffallen. Wo es um Aufmerksamkeit um jeden Preis geht, mag auch das noch akzeptabel sein. Wir haben dann eine typische Paktsituation vor uns. Doch wenn man ehrlich ist, müßte man sich eingestehen, daß der Preis wirklich hoch ist, nämlich das Leben, das langsam, aber sicher in den Fettbergen untergeht, und selbst damit ist man heute bei uns wirklich nichts Besonderes mehr.

d) Essen und Unterhaltung

»Panem et circenses« — Brot und Spiele — waren die Zauberworte römischer Imperatoren, um mit ihren Untertanen zu machen, was sie wollten. Solange die Leute einen vollen Bauch und Zerstreuung bekamen, nahmen sie alles andere mit in Kauf. Essen und Ablenkung scheint noch heute das Erfolgsrezept vieler Herrscher zu sein. Solange der Fußball rollt und die Lohntüte voll ist, ist die Stimmung (nicht nur der »Untertanen«) gesichert. Vielleicht ist das auch der Grund, warum so viele Geschäfte in einer Umgebung von gutem Essen und Unterhaltung abgeschlossen werden, warum ganze Belegschaften auf Betriebsausflügen unterhalten und besonders gut gefüttert werden, warum Weihnachtsfeiern meist zu Unterhaltungsveranstaltungen mit hohem Nährwert geraten. Die Weihnachtsidee kann wohl kaum dahinterstecken.
Die Motivation der Unterhalter und Fütterer ist nicht unser Thema, wohl aber die der Futterer. Und da gibt es einige, die die oben angedeuteten Situationen zum Anlaß nehmen, auf Firmenkosten besonders hinzulangen und zuzuschlagen. Was als Tiefschlag gegen die Firma gerichtet ist, trifft aber immer

einen selbst, wenn nicht unter die Gürtellinie, so doch die Linie ganz direkt und in die Gürtelgegend. Die Firma zu »schädigen« gelingt mit Messer und Gabel ja kaum, sich selbst dagegen schnell. Hier wird die alte Weisheit von Religion und Esoterik sehr gut durchsichtig, daß alles, was andere schädigen soll, letztlich immer auf einen selbst zurückkommt. Dieses Phänomen trifft gleichermaßen all diejenigen, die es sich auf Staatskosten schmecken lassen. Was immer sie auch absetzen können, sie werden es doch selbst ansetzen.

Wahrscheinlich meinen »Unterhalt« und »Unterhaltung« mit demselben Wort auch etwas gar nicht so Verschiedenes. Bei dieser Verbindung ist es wenig verwunderlich, daß Essen oft selbst zur Unterhaltung gerät. So werden Kochen und Essen gleichermaßen zum Hobby wie Modellbau und Windsurfen. Auch bei vielen Einladungen, Partys und Festen ist das Essen die Hauptattraktion. Vielfach wird ein Büffet wie der Clou des Abends inszeniert und zelebriert. Statt Kunst gibt's Büffet, was der Mehrheit der Menschen auch deutlich besser bekommt und deshalb natürlich auch besser ankommt.

Auch beim Essen aus Langeweile steht offenbar der Unterhaltungswert im Vordergrund. Beim Warten oder jenem allabendlichen Abwarten vor dem Fernseher kommt es als beliebte Ablenkung zum Einsatz. Wobei es vor dem Fernseher auch zum Abreagieren einer programmabhängig aufgetretenen Spannung eingesetzt werden kann. Das Ganze wird noch etwas *geschmackvoller* werden, wenn bald auch bei uns die in anderen Ländern längst üblichen Werbespots dazwischenfunken. Dann wird den Zuschauern noch gleich durchgesagt, was sie dazu knabbern könnten — ein echter Service für die Phantasielosen unter den Fernsehkonsumenten. Wartezeiten und Routine lassen sich so spielend über*sehen*. Im Flugzeug lassen sich mit dieser Taktik auch erhebliche Entfernungen überbrücken. Mit gut getimeten Häppchen aus der Bordküche und hier einem Schlückchen und dort einem Keks vergeht die Zeit bis zum Vi-

deofilm tatsächlich *wie im Fluge*. Auch kürzeste Entfernungen können so niemals zu *Durst*strecken werden. Reihe für Reihe schiebt sich der Essenswagen oder die Bar auf einen zu, und so wird selbst das Warten durch die Vorfreude versüßt.
Mit dem Versüßen der Pausen und anderer ablenkungsfreier Zeiträume hat es allerdings seine eigene Bewandtnis. Was für diese speziellen Zeiten an schokoladenverziertem Candy-, Nuß- und Kekswerk angeboten wird, liefert die versprochene Energie tatsächlich innerhalb von Minuten. Und es dauert auch nur einige weitere Minuten, bis man in einem tieferen Energieloch hängt als zuvor. Eine absolut sichere Stoffwechselreaktion garantiert dafür. Nun muß man einen weiteren kleinen Wunderriegel nachschieben und so fort — ganz im Sinne des Herstellers. Auf diese Weise kann man niemals satt, aber ziemlich rund werden, von den Gefährdungen beim Autofahren einmal ganz zu schweigen. Den Schulkindern macht es ja meist wenig aus, wenn sie nach durchstandener Pause so richtig müde und schlapp werden. Bei routinemäßigem Genuß gegen die tägliche Routine reichen die Nebenwirkungen dieser kleinen Kalorienbomben von Karies über Vitaminraubbau letztlich bis zu Darmerkrankungen und Diabetes; nur Sättigung gehört nicht dazu. Und trotz all solcher gewichtiger Gründe ist es doch so schwer, den süßen Riegeln einen Riegel vorzuschieben.
Nicht unerwähnt bleiben darf an dieser Stelle auch die Sitte, jemandem beim Essen Gesellschaft zu leisten. Nicht etwa dadurch, daß man ihn unterhält, nein, durch Mitessen einer Kleinigkeit. Wenn man das Große, Ganze und Runde eines durchschnittlichen Schmerbauches analysiert, findet man, daß er sich häufig gerade von solchen Kleinigkeiten nährt. Hier mag das Nachäffen dazukommen, das uns an eine frühere Stufe unserer Entwicklung erinnert. Sicherlich ist aber Essen auch schon immer eine soziale Handlung gewesen und somit, im Guten wie im Schlechten, ansteckend. Das »In-der-Runde-

Teilen« zeigt noch diesen Aspekt menschlicher Verbundenheit. Seit wir durch veränderte Lebensgewohnheiten kaum noch in der Runde teilen, teilen wir das Runde gesellschaftlich.

e) Essen als Lohn der Angst

Für viele Menschen wird das Leben in einer Gesellschaft, die zunehmend enger wird, entsprechend angstvoller. Wir rücken uns, besonders in den großen Städten, immer näher auf den Pelz, und manch einem sträuben sich da die Haare. Aus dem Tierreich ist hinlänglich bekannt, daß mit wachsender Population die Situation für die einzelnen Tiere ständig streßgeladener wird, was schließlich bei großer Enge sogar zu Massenselbstmorden führen kann. Offensichtlich brauchen lebendige Wesen einen gewissen »Freiraum« für ihr seelisches Wohlbefinden. Nun müssen wir aber täglich mit ansehen, wie dieser Freiraum auf allen Ebenen zusammenschmilzt. Ganz konkret sind viele von uns schon in sogenannten Appartements, die eigentlich nur bessere Schuhschachteln sind, zusammengepfercht, über-, unter- und nebeneinander, Tausende auf engstem Raum. Vielleicht noch beunruhigender ist aber die Enge im übertragenen Sinne, wir sind total überwacht, das Zeitalter der Elektronik nimmt uns schwungvoll die letzten Freiräume unbeobachteter Privatsphäre. Datenschutz ist ein Wort für die Angst vor der totalen Überwachung und Kontrolle geworden. In dieser Situation fällt es zunehmend schwer, sich zu entspannen, den überanstrengten Kopf auszuruhen und abzuschalten. Hier kommt das Essen vielen Menschen in mehrerer Hinsicht gelegen. Angst ist nämlich Entsprechung und Ausdruck von Enge (lat. *angustus* = »eng«), und Enge ist letztlich das Gegenteil von Liebe. Lieben bedeutet sich öffnen, alles hereinlassen, sich anvertrauen und weit und durchlässig werden. Angst ist in allem das Gegenteil, sie führt dazu, sich zu verschließen, sogar die Blutgefäße der Haut werden jetzt eng, man will nichts her-

einlassen und hat kein Vertrauen — Körper und Seele sind auf Enge und Anspannung eingestellt.
Sobald man nun nach einem anstrengenden und angespannten Tag in solch einer engen Welt die eigenen vier Wände wieder erreicht hat, ist Entspannung dringend *not*wendig. Und tatsächlich läßt sich die Not mit Essen wenden. Durch Essen und die sich anschließende Verdauungsaktivität wird nämlich das Blut aus dem überanstrengten Kopf in den Bauchraum verlagert, was der Kopf als angenehme Entlastung erlebt. Er freut sich mit Recht auf das feierabendliche Essen.
Außerdem hat sich Essen über Jahrtausende unserer Entwicklungsgeschichte fest mit Situationen von Sicherheit und Entspannung verbunden und ist es noch heute. In den Zeiten seiner äußeren, natürlichen Gefährdung konnte es sich der Mensch nur in ganz sicheren Momenten leisten, sein Blut aus Kopf und Bewegungsmuskulatur zu entlassen und es für Verdauung freizugeben. Die Notwendigkeit zu ständiger Fluchtbereitschaft während des Tages verhinderte jedes entspannte Genießen und verschob es notgedrungen auf den Abend in die Sicherheit der eigenen Höhle. Tagsüber herrschte das Urprinzip des Kriegsgottes Mars; abends erst brach die Zeit der Liebesgöttin Venus an und damit des Genusses beim Essen und Lieben.
Wenn wir uns unseren Tageslauf genauer betrachten, scheinen diese Zeiten gar nicht so fern. Das hastige Essen in der Kantine oder zwischendurch entspricht durchaus noch jener Notration, die sich die frühen Jäger so nebenbei und ohne viel Aufmerksamkeit einverleibten.
Das Fast-Food-Restaurant ist dabei ein treffender Ausdruck unserer Zeit. Wenn wir es in seiner Symbolik eingehend betrachten, sehen wir, wie wir uns schnurstracks zu den Urzeiten zurückentwickeln. »Nach dem Essen sollst du ruhn oder tausend Schritte tun« ist lange vorbei, obwohl es natürlich und sehr vernünftig ist. Nach dem Essen braucht der Körper Ruhe,

Entspannung, und das Blut sollte frei für die Verdauungsprozesse sein. Sowohl beim geruhsamen Spaziergang als auch beim Mittagsschlaf wäre das in idealer Weise der Fall. Im »Schnell-Futter-Restaurant« ist angemessene Verdauung aber unmöglich. Eigentlich ist auch das Wort Restaurant hier völlig unangemessen. An einem solchen Platz kann man den Körper eben gerade nicht restaurieren, von der Ruhe (engl. *rest* = »Ruhepause«) ganz zu schweigen. Selbst das Wort *Lebensmittel* ist im Hinblick auf das hier gebotene »Futter« bereits Karikatur, und wir sollten bescheidener von Nahrung oder Futter sprechen.

In dieser unserer Zeit also muß dem abendlichen Essen in den eigenen vier Wänden eine Bedeutung zuwachsen, die weit über die reine Nahrungsaufnahme hinausgeht. Der Abend ist für viele Menschen der Zeitpunkt geworden, für den sie den ganzen Tag über leben, so wie sie im größeren Rhythmus das Jahr im Hinblick auf den Urlaubsmonat durchstehen. Entsprechend eindrucksvoll muß folglich die Belohnung ausfallen. So wird Essen tatsächlich zum Lohn der Angst, wird Signal und Anlaß des Loslassens, des Sich-wieder-dem-Leben-Öffnens, des Abschaltens vom Streß. Gab es tagsüber viel Streß, viel Enge und Angst, wird der Lohn, der das alles auf*wiegen* kann, entsprechend groß sein müssen, also ein üppiges Mahl, das wirklich Ein*druck* macht auf Augen, Nase, Schlund und Magen. Auf die Dauer wird solches Belohnungsessen, das den ganzen Tag auf*wiegen* muß, allerdings einen Ein*druck* machen, der bis zum Druck- und Völlegefühl gehen wird. Nicht selten wird dieser Druck sich bis zum Herzen ausbreiten (sogenanntes Roemheld-Syndrom) und somit zeigen, um welchen Ort und welches Gefühl des Aufmachens es eigentlich gegangen wäre. In anderen Fällen wird sich der Druck nach unten Luft machen und so zum Abbild des Drucks werden, unter dem man tagsüber stand. Außerdem wird hier unüberhör- und -riechbar deutlich, daß einem dieses Leben stinkt. Nun stänkert man zu Hause herum statt an dem Ort, wo der ganze Überdruck entstanden ist. Der Unmut ist dabei durchaus verständlich und die Sprache des Darmes eine ehrliche. Der Abend reicht eben nicht, um den ganzen Tag aufzuwiegen, und Völlegefühl ist kein Ersatz für Vollkommenheit, sowenig wie ein runder Bauch ein rundes Lebensgefühl ersetzen kann.

Allerdings dürfen wir auch hier wieder nicht übersehen, daß das solcherart angefutterte Übergewicht durchaus eine Lösungsmöglichkeit ist und seine Funktion erfüllt. Immerhin arbeitet der Belohnungsesser allabendlich an der Vorbereitung des nächsten Streßtages, indem er sich im wahrsten Sinne des Wortes wappnet mit weichen Polstern für die harten Zeiten. Er futtert sich ein dickes Fell an, so daß ihm eben nicht mehr alles so leicht unter die Haut geht, sondern schon im Abwehrpanzer seiner Fettschicht steckenbleibt. Als Dickhäuter ist er zwar viel schwerer, tut sich aber gerade deshalb leichter mit den alltäglichen *Spitzen* und *Nadelstichen* der Umwelt, die er samt und sonders weich abfängt. Ganz innen bei ihm ist es zwar einsam, aber doch ein wenig sicherer. Seine Verletzbarkeit ist zudem vor aller Augen verborgen, und wer würde schon bei einem Koloß sensible Empfindlichkeit erwarten?

Natürlich ist es gar nicht so ungefährlich, solch einen Schutzpanzer einfach wegzuhungern. Der Betroffene wird dadurch wieder dünnhäutig werden, seine Nerven werden weniger gut gepolstert offen zutage liegen, und er ist allen Sticheleien und Angriffen ungewohnt schutzlos ausgesetzt. Manche Menschen *drehen* unter solchen Umständen *durch* und flüchten anstatt in die Fettburg in eine andere Wirklichkeit, die von unserer Wirklichkeit etwas abschätzig »Irrsinn« oder »Psychose« genannt wird.

f) Essen und Rebellion

Gerade den umgekehrten Weg wie Suppenkaspar, der sich aus Trotz und Protest »*dünn*macht«, wählen viele Erwachsene für ihren Aufstand. Sie haben die Zwänge ihres Lebens so *dick*, daß sie *es* über den ehrlichen Körper *allen zeigen* und sich dick und kugelrund futtern. Ihren Zorn und die Wut, das Unbehagen und den Widerstand *fressen* sie *in sich hinein*, und da werden sie dann in den gelben Bergen sichtbar. So brauchen sie einerseits nicht zu ihren wahren Gefühlen zu stehen, sich nicht offen zu äußeren und durchzusetzen, andererseits ist ihr Protest aber unübersehbar. Was sie seelisch nicht schaffen, gelingt auf der Körperbühne fast von selbst, sie stehen bald ganz großmächtig da und *gehen* auch ganz enorm nach außen, nämlich *auseinander*. Auch die Durchsetzung ist bald rein anatomisch kein Problem mehr. Der Körper lebt nun, was der Seele zu mühsam oder gefährlich war. Diese Menschen strafen das Ideal der Zeit, den schlanken, ranken Dynamiker, mit Verachtung, indem sie allen sichtbar das Gegenprinzip ausdrücken, pralle, dralle Genüßlichkeit, an der die gängige Hektik abprallt. So wird der eigene Körper zur Demonstration einer anderen Auffassung des Lebens. Von Kurt Tucholsky stammt der diesbezügliche Ausspruch: »Dicksein ist eine Weltanschauung.«

Besonders von Frauen wäre in dieser Hinsicht Protest am Schlankheitsideal unserer Zeit zu erwarten, vergöttert es mit der *schlanken Linie* doch ein ausgesprochen männliches bzw. marsisches Ideal. Die harten Konturen, eckige, ja spitze Knochen, über die sich nur etwas Haut spannt, offensichtlich sich abzeichnende Muskelpartien und Sehnenstränge geben dem weiblichen Körper etwas Hartes, Männliches. So weit waren nicht einmal die Amazonen gegangen, und deren Chefin, Penthesilea, hatte sich immerhin die Brust abgeschnitten, weil diese sie beim Bogenschießen hinderte. Tatsächlich gehen nicht wenige Frauen heute aus »kosmetischen Gründen« noch weiter.

Der schlanken Linie figürlich nachzueifern zwingt dazu, alles archetypisch Weibliche bzw. Venusische — wie Kurven und Formen — wegzutrimmen. Das typisch weiblich ausladende Becken und die vollen Brüste werden dem marsischen Ideal des »guten Kameraden« geopfert. Dafür dürfen die Schultern nun ruhig etwas breiter sein. Da Bios, das Leben, solche kurzfristigen Verrenkungen im Rahmen des modischen Zeitgeschmacks nicht mitmacht, gelingt es den allermeisten Frauen natürlicherweise sowieso nicht, dem männlichen Ideal gerecht zu werden. Da liegt es nahe, vollends auf Widerstand zu gehen und den einseitig marsischen Vorstellungen mit geballter und geformter Weiblichkeit gegenüberzutreten. Es mag für eine normal entwickelte Frau einer wahrhaften Befreiung gleichkommen, wenn sie plötzlich auf den ganzen figurbezogenen Leistungsdruck pfeift. Marlene Dietrich soll einmal auf die Frage, warum sie so griesgrämig dreinblicke, geantwortet haben: »Wenn Sie seit zwanzig Jahren nichts zu fressen gekriegt hätten, wäre Ihnen das Lachen auch vergangen.« Zentnerschwere Lasten mögen da von den gemarterten Seelen rollen und sich pfundweise und mit Lust an den entsprechenden, dafür prädestinierten Stellen wieder anlagern. Dort ballen sie sich dann zu einem individuellen pummeligen Protest gegen die lebensfeindliche Norm der uniformen Bandwurmgesellschaft.

In Protest und Demonstration liegen allerdings die Gefahren, es zu *übertreiben* und über das eigene Maß und die goldene Mitte hinauszuwachsen und im anderen Extrem, dem eher ungeschlechtlich neutralen Dasein eines dicken Engels, zu landen. Diese Gefahr droht vor allem, wenn man sich lange Zeit mit einem fremden Figurideal kasteit hat. Die Freiheit zur eigenen Figur, zum eigenen Typ, ist schwer zu leben, wo einem sonst schon so ziemlich alles vorgeschrieben ist. Allerdings werden, sobald dieser erste Schritt verwirklicht ist, andere Freiheiten hinzukommen, und wie von selbst wird sich die eigene Ausstrahlung durchsetzen, sowohl im Partnerschaftsbereich als auch beruflich. Tatsächlich

kommt die eigene Üppigkeit in jedem Fall besser an als eine fremde, unter Mühen und Leiden antrainierte Schlankheit. Auf die Dauer will jeder Mensch als er selbst angenommen und geliebt und nicht für eine, wenn auch noch so heroische Leistung bewundert werden. Insofern wäre der Mut zum eigenen Typ ein wahrhafter Emanzipationsakt, ein Schritt aus der figürlichen Fremdbestimmung zur Selbstbestimmung und Selbstverantwortung.
Männern fällt dieser Schritt meist viel leichter, weil das Thema »Figur« in ihrem Fall lange nicht so mit Erwartungen und Vorstellungen beladen ist. Ein rundlich gemütlicher Mann, der seiner heiteren Lebensart genüßlich Ausdruck verleiht, hat es eher leicht und wird im allgemeinen keinerlei Nachteile zu befürchten haben, nicht einmal auf dem Heiratsmarkt.
Kurzfristig betrachtet, sind hier Frauen sicherlich benachteiligt, andererseits ist der Heiratsmarkt eben ein Markt, und zu einem richtigen Handel gehören immer zwei. Wer sich verkauft, ist eben verkauft und meist auch bald verladen. Wer sich obendrein in einer äußeren Form anbietet, die gar nicht seinem wirklichen Inneren entspricht, bekommt mit Sicherheit später Ärger. Der Käufer fühlt sich genauso betrogen, wie die Verkaufte sich ungeliebt erlebt. Wie sollte es bei einem solchen Geschäft auch anders sein! Wahrscheinlich handelt es sich hier doch um eine Angelegenheit, die, nach den normalen Marktkriterien behandelt, nie zu einem glücklichen Abschluß führt, weil Glück doch einfach anderen als den Gesetzen des Marktes folgt.

3. Essen und Erziehung

a) Die frühen Programme

Macht man Menschen auf ihre Essensmuster aufmerksam, stößt man häufig auf uralte Erziehungsnormen. Nicht wenige benutzen die Entdeckung solcher Muster, um sofort wieder alle Verantwortung zu projizieren und den Schwarzen Peter bei den Eltern zu deponieren; was natürlich die eigenen Probleme in keiner Weise beeinflußt. Nach dem gleichen Muster könnten wir sofort alle die Hände in den Schoß legen und unsere anklagenden Blicke auf Adam und Eva zurückrichten. Hätten sie nicht ... dann bräuchten wir nicht ... und so weiter, und so fort. Die Eßgewohnheiten aus der frühesten Kindheit unter die Lupe zu nehmen kann sehr viel Licht in unser Gewichtsthema bringen, aber natürlich nur dann Sinn machen, wenn wir die Ergebnisse auf uns beziehen und die Verantwortung dafür selbst übernehmen.

Unverbildete, in einer natürlichen Umwelt aufwachsende Kinder regeln ihren Nahrungsbedarf nach ihren natürlichen Bedürfnissen. Wenn der Hunger groß ist, also zu Beginn des Essens, nehmen sie relativ viel schnell zu sich. Je satter sie dann werden, desto langsamer und weniger essen sie. Schließlich hören sie ganz von alleine auf zu essen, unabhängig davon, wieviel noch auf ihrem Teller oder Tisch ist.

Menschen mit Übergewichtsproblemen essen dagegen mit gleichbleibender, manchmal sogar ansteigender Geschwindigkeit. *Der Appetit kommt* bei ihnen nicht selten wirklich *beim Essen*, während er bei den unverbildeten Kindern mit dem Essen vergeht. Wahrscheinlich ist dieser sprichwörtliche Satz, daß sich der Appetit mit dem Essen einstellt, schon eine der Requisiten aus der Erziehungstrickkiste, um essensunwillige Kinder dennoch zu motivieren. Erwachsene mit Gewichtsproblemen essen auch, im Unterschied zu den Kindern, relativ unabhängig von der aufgetischten Menge, einfach auf. Auch dies ist ein Zeichen dafür, daß ihre inneren Regler verstellt oder gar außer Kraft sind und sie von äußeren Bedingungen und Normen abhängig geworden sind.

Der Verdacht drängt sich auf, daß diejenigen, die nicht nein sagen können, sich bei jeder Gelegenheit weiter auffüllen und einschenken lassen, dieselben sind, die als Kinder nicht nein sagen durften. Der bekannte Spruch »Aufgestanden wird erst, wenn aufgegessen ist« dürfte zum inneren Gesetz geworden sein und die biologischen Regelmechanismen überlagert haben. Mit seinen vielen Ablegern wie »Ihr steht nicht auf, bevor der Teller leer ist« machen solche Sätze tatsächlich nicht nur in Kinderstuben Furore, sondern oft ein Leben lang. Gelernt ist nämlich gelernt, wie wir noch sehen werden. An Dummheit werden sie höchstens noch von dem Spruch »Aufessen ist gesund!« übertroffen. Das Gegenteil ist natürlich der Fall. *Sattessen* ist gesund, das aber hat mit dem inneren Maß des Magens zu tun und sicher nicht mit dem äußeren Tellermaß. Auch der Satz »Ein braves Kind ißt auf« ist lediglich dazu geeignet, aus dem gesunden Kind ein armes zu machen, doppelt geschlagen mit der Beschränktheit der eigenen Eltern und der verrückten Aufgabe, zu lernen, daß Bravheit gleich Widernatürlichkeit ist. Das Kind muß ja langfristig mitbekommen, daß als brav gilt, wenn es seinem Magen weh tut, wenn es sich etwas hineinquält, das ihm widersteht. Es wird auf diese Weise lernen, Dinge zu tun, die wider seine Natur sind, um vor den Eltern als »brav« zu gelten.

Die »Essenssprüchekiste« enthält aber nicht nur Beispiele gnadenloser Dummheit, die jeder normalen Logik frech ins Gesicht schlagen, sondern auch sehr raffinierte Beeinflussungstechniken, die moderner Psychotherapie alle Ehre machen würden. Mit »Einmal ist keinmal« wird der erste Löffel hineingetrickst, appelliert der Spruch doch sprachlich gekonnt an das magische Vorstellungsvermögen des Kindes, das durchaus noch daran glaubt, Dinge ungeschehen und wieder verschwinden machen zu können. Mit »Auf einem Bein kann man nicht gut stehen« wird dann der zweite Löffel nachgeschoben. Natürlich kann man auf einem Bein nicht gut stehen, da muß das Kind zustimmen. Und bevor es bemerkt, daß das mit dem Essen gar nichts zu tun hat, ist der Brocken schon drin und geschluckt. So etwas wird heute Psychotherapeuten als Trancetechnik mühsam beigebracht und Neurolinguistic Program-

ming (NLP) genannt; und die Kinder werden tatsächlich mit solchen Methoden programmiert zum Schaden ihrer weiteren Entwicklung.
Nach dem zweiten Löffel folgt »einer für die Mami« und dann »noch einer für den Papi«. Und welches Kind, das Mami und Papi liebt, könnte ihnen einen Löffel abschlagen! So wird das Essen zum erzwungenen Liebesdienst und bleibt es nicht selten ein Leben lang. »Nachtisch bekommt nur, wer vorher aufißt« ist die gängige Masche mit der Leistungsprämie. Nur wer etwas leistet, wird anschließend belohnt. Das Kind schaufelt also die Hauptmahlzeit widerwillig hinein, schluckt diese Kröte, um dann ein bißchen Liebe zu erhalten — und auch die nur in zuckriger Ersatzqualität. Die Belohnung von Leistung mit Süßigkeiten zieht noch einen anderen unangenehmen Lerneffekt nach sich, nämlich die frühreife Erkenntnis, daß man sich Liebe verdienen muß. Nicht wenige Erwachsene rackern sich ein Leben lang ab, um sich liebenswert zu machen, und müssen dann doch einsehen, daß die wirkliche Liebe diesem Schema gar nicht gehorcht.
Genauso häufig wie als Leistungsanreiz müssen Süßigkeiten als Trostpflaster herhalten: »Da legen wir ein großes Stück Schokolade drauf, dann tut es gleich nicht mehr weh!« Wie wahr! Nach diesem Schema werden dann auch noch viele erwachsene Seelen mit Schokolade bepflastert, damit sie nicht so schrecklich weh tun. Der Schmerz wird so aber eben nicht gelöst, sondern nur umverteilt, und allmählich beginnen Stoffwechsel und Bauchspeicheldrüse unter der süßen Last zu ächzen.
Schließlich können Kindern mit Süßigkeiten natürlich auch noch die Grundregeln unseres Wirtschaftssystems beigebracht werden: »Du bekommst jetzt eine ganze Tüte Bonbons, und dann läßt du mich bis Mittag in Ruhe!« Ein süßes Geschäft, und wer könnte es überforderten Eltern übelnehmen. Eine Lösung ist es trotzdem nicht, denn Kinder lernen so, daß ihr »Ge-

nerve« ein Handelsgegenstand ist, aus dem sich Kapital schlagen läßt, ganz abgesehen davon, daß sich die Gleichung »Süßigkeiten (Liebe) gleich Lohn für x, y, z« mit jeder solchen Transaktion tiefer eingräbt.
Ein sehr wirksames, wenn nicht das wirksamste Erziehungskriterium überhaupt ist die Vorbildfunktion der Eltern und das Bestreben jedes Kindes, auch so zu werden wie seine Eltern. Wenn dann Mama und Papa immer kritiklos ganz aufessen, so wirkt das auch ohne alle Kommentare wie »Es wird gegessen, was auf den Tisch kommt!« Das Kind ahmt seine Eltern nach und ißt, was vor ihm steht. Nebenbei lernt es, beim Essen unkritisch zu sein wie die Eltern. Nicht umsonst haben wir Augen, Nase und Geschmackssinne, sie sollten natürlicherweise die Essensauswahl treffen und, ergänzt durch den Sättigungsreflex des Magens, die richtige Menge bestimmen. Das Kommando, daß gegessen wird, was auf den Tisch kommt, legt das Kind auf reine Fremdbestimmung fest, was auf die Dauer zur Verkümmerung der eigenen Sinnesfähigkeiten führen muß.
Nicht alle Kinder haben den Mut und die Kraft zu lautstarkem Protest. Manche resignieren schnell, übernehmen die Fremdbestimmung und werden lenk- und manipulierbar. Gerade diese Eigenschaften findet man aber bei erwachsenen Dicken besonders ausgeprägt und nicht nur, was das Essen anbelangt, aber natürlich auch dort. In vielen Studien konnte das nachgewiesen werden. Entzieht man Menschen etwa die Möglichkeit, sich zeitlich zu orientieren, so essen die Dicken anstandslos alle Mahlzeiten, die man ihnen auftischt, auch wenn die Zwischenräume zu kurz sind. Normalgewichtige haben dagegen ihre innere Uhr und essen je nach Appetit.

b) Putzfimmel auf dem Eßtisch

Nicht selten drehen auf Aufessen dressierte Kinder den Spieß sogar um. In ihrem Liebesdefizit bemühen sie sich, den Eltern jeden Wunsch von den Augen abzulesen, und die Bedürftigsten werden so zum Mülleimer — oder noch deutlicher zum Müll*schlucker* — der Familie und »verputzen« alles und für jeden. Sie »putzen« sozusagen jeden Essensrest »weg« und die Teller leer und blitzblank. Die Freude der naiven Eltern ist diesen armen Schluckern Lohn genug für anfängliche Bauchschmerzen und spätere Aufgedunsenheit.

Der Sauberkeits- und Ordnungsaspekt, ebenfalls beliebte Dressurnummer in der Kindheit, kommen hier noch *erschwerend* mit ins Spiel. Zugleich wird die Bedürftigkeit des Kindes, die sich eigentlich natürlich auf die Liebe der Eltern bezieht, mit Nahrung ersatzbefriedigt. Dem Kind wird in des Wortes erstem Sinn das »Maul gestopft«, und das ist immer noch ein bißchen angenehmer als die nächste ehrlichere Stufe, wo es nämlich »eine auf den Mund« gibt. Auf jeden Fall kehrt Ruhe ein, und damit ist offenbar eines der Hauptziele gängiger Erziehung erreicht.

Hier mag auch der geheime Grund liegen, warum das Thema »Essen« in der Erziehung eine solch dominante Rolle spielt, fast auf gleicher Höhe mit dem anderen Erziehungshit »Schlafengehen«. In beiden Bereichen geht es um Ruhe, die des Kindes, aus der allein sich die der Eltern ergeben kann. Auch das Essen wirkt nämlich in diese Richtung, wie schon früher angedeutet. Das Blut wird für die Verdauung im Bauch gebraucht und deshalb im Kopf abgezogen, wodurch der weniger Energie für Unfug zur Verfügung hat und zu jener von Eltern instinktiv erstrebten Ruhe kommt. Mit dem Essen geschieht außerdem eine nervlich-hormonelle Umschaltung von dem auf Außenaktivität gerichteten Sympathikus auf den für Regeneration verantwortlichen Vagus. Auf der Erfahrungsebene weiß das jeder: Ein sattes Kind ist weniger unleidlich und ruhiger als ein hungriges.

Natürlich können Vorbildfunktionen der Eltern und Nachahmungseifer des Kindes auch sehr fruchtbar für die späteren Essensmuster werden. Etwa wenn das Kind mit Eltern gesegnet ist, die selbst »bewußt essen« und sich auch vor dem Essen schon Gedanken machen, was ihr Kind mögen und brauchen könnte, es vielleicht sogar in das Auswahlverfahren einbeziehen. Wenn ein Kind auch hin und wieder gelobt würde, weil es etwas übrigläßt und schon früher aufhört, wenn es nämlich satt ist, könnten sich natürliche Essensgewohnheiten durchsetzen. Auch wäre es möglich, eine richtige Einschätzung der eigenen Essensmenge durch das Kind selbst zu fördern, indem man es unterstützt, wenn es anfangs nur wenig nimmt, sozusagen erst einmal kostet. Dieses Recht beansprucht jeder Erwachsene ganz selbstverständlich für sich. Es wäre keine große Sache, es auch Kindern einzuräumen. Solch vernünftige Praktiken lassen sich gerade gut mit Konsequenz verbinden. Ein Kind, das lernt, die Verantwortung für seinen Magen bei den Mahlzeiten selbst zu übernehmen, wird auch viel besser akzeptieren, wenn es dazwischen eben nichts gibt.

Neben Ordnung, Sauberkeit und guten Tischmanieren sind wohl auch Lebenslust und -freude Erziehungswerte, die es zu beachten gilt. Für das Kind beginnen aber Leben und Lieben mit Essen. Wenn wir ihm die Freude am Essen verderben, wird sie ihm parallel an allem Lebensgenuß und auch an der Liebe vergehen. Wer aber keine Lust an sich erlebt, wird auch kaum welche geben können. Er wird lustlos und unfähig, andere zu be*lust*igen. Solch ein Leben kann nicht sehr lustig werden.

Wie groß die Erziehungsgewalt (welch ehrliches Wort!) mittels Nahrung ist, sehen wir auch in der Erwachsenenwelt. Eine der schlimmsten Strafen lautet auf »Gefängnis bei Wasser und Brot«. Früher sperrte man Menschen sogar in den »Hungerturm«. Der Entzug von Freiheit und der freien Wahl und Menge des Essens ist also eine der schwersten Strafen. Es bliebe zu überlegen, ob wir den Strafvollzug im Kindesalter in dieser Hinsicht nicht etwas liberalisieren sollten.

c) Füttern macht Spaß

Nun ist Erziehung und auch Eßerziehung, Gott sei Dank, nicht nur Strafvollzug, sondern hat auch ihre äußerst angenehmen Seiten. Jedes Kind weiß, daß Füttern Spaß macht. Tiere zu füttern ist eine der Lieblingsbeschäftigungen der meisten Kinder und die wesentliche Attraktion so manchen Zoobesuches. Praktisch alle Tiere, einschließlich der allerwildesten, werden durch Füttern zahm und zutraulich, fressen einem zum Schluß aus der Hand. Tiere spüren instinktiv, daß jemand, der sie füttert, es gut mit ihnen meint, ihnen liebevolle Gefühle entgegenbringt. Dieses Band aus Vertrauen und Liebe entwickelt sich normalerweise auch zwischen dem Kind und seinen Versorgern, und es ist einfach schade, es zu Dressurzwecken und den entgegengesetzten Gefühlen von Lust und Genuß verkommen zu lassen. Der Verlockung, den Fütterungsvorgang wie ein Raubtierdompteur als Mittel zum Zweck einzusetzen, können Eltern natürlich am besten widerstehen, wenn sie selbst ein natürliches Verhältnis zu lustbetontem Genuß und liebevoll-bewußtem Essen haben.

d) Die kleinen dicken Engel

Das größte Hindernis einer menschen- und magengerechten Eßerziehung liegt aber wohl in dem erstaunlichen Figurideal, das wir für unsere Kinder haben. Es steht im totalen Gegensatz zu dem der Erwachsenen. Für die Kleinen erhalten wir nämlich das alte, überkommene Bild unserer Vorfahren: Nur runde, rotbackige Kinder mit puttenhaften Engelsgesichtern gelten als gesund — als kleine, pausbäckige Barockengel finden wir sie erst niedlich. Das mag durchaus richtig sein, nur dann stimmt unser hageres Erwachsenenbild nicht. Wir sollten uns eingestehen, daß wir die beiden Vorstellungen unseren Kindern zuliebe zur Deckung bringen sollten. Mit dem alten, runden Ideal bereiten wir sie denkbar schlecht auf ihr Erwachsensein vor, ja wir legen damit die Basis für die oft lebenslangen Figurprobleme. Die Sprache kann uns hier wieder helfen, ehrlich zu werden: »du süßer, dicker Spatz«, »ein kleiner runder Engel«, »Dicke Lilli, gutes Kind«, »süßer, dicker Käfer«, »Wonneproppen«, »Pummelchen«, »Wonnekloß«, »süßes Dickerchen«. Das alles drückt unser Entzücken über die kindliche Fülle aus. Kein Zweifel: Wir lieben das Runde, Gesunde, und bei den kleinen Kindern gestehen wir es uns ehrlich und hemmungslos zu. Wer würde schon sagen »süßes Dünnerchen« oder »du kleine, süße Spinne«?

Nein, »dünn« und »dürr« sind uns ehrlicherweise ein Graus. Aber dürfen wir andererseits für die Kindheit ehrlich sein, wenn wir es später nicht durchhalten können? Wir bereiten unsere »kleinen Engel« damit auf einen runden, prall gesunden Himmel vor, und was sie erwartet, ist die Hölle eines ausgemergelten Ideals. In der Hölle aber sind dürre Hexengestalten und sehnige Feuerzauberer gefragt, die mit Eifer das Feuer des unbedingten Fortschritts und ihres diesbezüglichen Ehrgeizes schüren. Bevor das Kind es noch recht merkt, wird aus dem süßen Dickerchen der kleine Freßsack, der Nimmersatt und schließlich das »fette Schwein«. In der Psychologie nennt man so etwas eine Doppelbindung *(double bind)*, eine Situation, aus der es kein Entrinnen gibt, weil jede Lösung unglücklich macht. Bleibt das Kind dem Gelernten treu, das rund gesund meint und süß und hübsch ist, wird es in der Adoleszenz unter dem Gesellschaftsideal leiden. Paßt es sich diesem noch rechtzeitig unter entsprechender Selbstkasteiung an, muß es sein Kindheitsideal verraten. Alle Erfahrungen zeigen, daß die wichtigsten Essensmuster sich in der Kindheit entwickeln, und wenn sie auf runde Fülle zielen, ist der spätere Konflikt vorprogrammiert.

In allem Anfang liegt eine besondere Kraft und die Bestimmung für alles Folgende. Hier wird das Feld gebildet, in dem sich die weitere Entwicklung vollzieht. Der Biologe Rupert

Sheldrake hat mit der Idee der formbildenden Felder diese alte esoterische Vorstellung unserem wissenschaftlichen Denken nahegebracht. In bezug auf das Übergewicht gehen die Wissenschaftler in Übereinstimmung mit dem Gedanken, daß alles im Anfang gründet, davon aus, daß die Fettzellen zu Beginn des Lebens angelegt werden und es bei reichlicher Fettzellenzahl in späterer Zeit sehr schwer ist, schlank zu bleiben, da die Fettzellen nicht mehr verschwinden, sondern höchstens schrumpfen. Letztlich bleibt es sich gleich, ob wir das Problem auf der Körper- oder der Verhaltensebene betrachten, beide entsprechen bzw. spiegeln sich und zeigen dasselbe Muster. Und bei alldem sollten wir nicht vergessen, daß jeder sein ihm entsprechendes Muster sucht und bekommt, es also nichts bringt, Verantwortung auf solche Muster abzuschieben. Wir landen nicht zufällig, sondern gesetzmäßig in unserem (Essens-)Muster, d. h., es fällt uns gesetzmäßig zu und zeigt unsere Lernaufgabe in aller Deutlichkeit.

VI Essen und Religion

1. Christliche Ritual-Mahle

Essen und Religion mag eine, auf den ersten Blick, wenig überzeugende Verbindung sein, und doch birgt sie viele wichtige Geheimnisse in sich. Religion ist eigentlich das, was uns mit unseren Uranfängen verbindet. Als *re-ligio* stellt sie das Band dar, das uns nach rückwärts mit unserer Herkunft, der Einheit des Paradieses, verbindet. Und da unser Fall aus dem Paradies mit dem Essen der verbotenen Frucht zusammenhängt, hat Essen offensichtlich einiges mit Religion zu tun. Beide begegnen uns von Anfang an und Hand in Hand.

Religion will uns wieder zurück zur Einheit des Paradieses führen, die wir durch falsches Essen verloren haben, und bietet uns konsequenterweise an, diesen Rückweg, die Einkehr, durch richtiges Essen zu bewerkstelligen. In fast allen Religionen findet sich diese Essenssymbolik, und auch im christlichen Bereich wird sie sehr deutlich. Mit dem Essen vom Baum der Erkenntnis von Gut und Böse haben wir den Schritt aus der Einheit in die Zweiheit gemacht, haben uns die Polarität zur Aufgabe erwählt und müssen uns nun eben damit herumschlagen, daß alles und jedes seinen Gegenpol bzw. seine Schattenseite hat. Im Abendmahl bietet uns Christus die Chance, wieder zurückzukehren ins Paradies, nicht nur unsere Verbundenheit, sondern tatsächlich unsere Einheit mit Gott wiederzuentdecken. Wir essen sein Fleisch im Brot und trinken sein Blut im Wein und werden dadurch ER. Der Katholizismus legt Wert darauf, daß dieses Brot und dieser Wein Christi wirkliches Fleisch und Blut sind und nicht etwa nur Symbole dafür, wie die Evangelischen behaupten. Folglich haben wir hier einen

Akt von Kannibalismus vor uns, durch den wir heimkehren und zu Gott selbst werden können. Essend verließen wir die Einheit, und essend können wir sie (in uns) wiederfinden.
Die gleiche Uridee liegt der Letzten Ölung, dem letzten Abendmahl und dem Leichenschmaus zugrunde. Es sind heilige Liebesmahle, denen es um unser Heil geht, um die Vereinigung mit dem Göttlichen. Sie wollen den Eintritt ins ewige Leben fördern. So ist auch der Leichenschmaus durchaus nichts Trauriges, im Gegenteil: Es geht ums Schmausen. Dem Abschied vom Abgeschiedenen steht die Gewißheit gegenüber, daß er den richtigeren Weg gewählt, sich von der Polarität wieder geschieden hat, um die Einheit mit Gott zurückgewinnen. Im Leichenschmaus nimmt man teil an diesem Mysterium, verspeist zugleich symbolisch den Toten und gewinnt so eigene Lebenskraft, vielleicht auch Freude darüber, selbst noch zu leben und noch einige Aufgaben in der Polarität bewältigen zu können.
Eine ganz ähnliche Idee steckt hinter dem Essen des Osterlammes, das ja Christus darstellt.
Auch im profanisierten Bereich ist die Verbindung von Religion und Essen unübersehbar. Weihnachten, das Fest der Liebe, ist bei uns zum Fest des Genusses, des Konsums und des guten Essens geworden. Für Millionen von Weihnachtsgänsen und Truthähnen bedeutet es den letzten Schrei. Liebe (in diesem Fall sogar religiöse) und Essen gehen auch hier Hand in Hand, und man kann sich des Eindrucks nicht erwehren, daß Venus ihren schirmenden Mantel auch über dieses urchristliche Fest hält. Wie immer in dieser polaren Welt ist natürlich der Schatten, das Gegenprinzip, in diesem Falle Mars, nicht fern. Beim Fest der Liebe feiert er im Schatten sein großangelegtes Schlachtfest unter dem typischen Weihnachtsgeflügel und in manchem brennenden Baum.
Natürlich weichen wir mit unserer heutigen Weihnachtsauffassung um einiges von der Uridee ab, wenn wir die geweihte

Nacht zu einer Freßorgie verkommen lassen. Damit liegen wir allerdings im Trend unserer Zeit, die aus der jenseitsbezogenen Religion eine des diesseitigen Genusses gemacht hat und den Herrgottswinkel in der Stube durch den Kühlschrank als modernen Wallfahrtsort der Wohnung ersetzt.

Aber selbst bei der ursprünglichen Idee des Weihnachtsfestes bleibt die Beziehung zwischen religiöser Feier und Essen und Trinken bestehen. Die grundsätzliche Idee aller Feste ist religiösen Ursprungs und geht auf das völlig andere Zeitverständnis unserer Vorfahren zurück. Ein Fest war für sie nicht Erinnerung an ein früheres Ereignis, etwa an die 2000 Jahre zurückliegende Geburt Christi, sondern es war reale Wiederkehr dieses Ereignisses in diesem Augenblick, also die augenblickliche Geburt Christi. Ganz ähnlich wie Brot und Wein nicht Erinnerung und Symbol sind, sondern wirkliches Fleisch und Blut. Um aber ihrer Freude des Augenblicks und ihrer Liebe zum Göttlichen Ausdruck zu geben, ließen die Alten es sich und ihrer Welt gutgehen, d. h., es wurde gefeiert, und das wiederum bedeutete neben überfließender Freude überfließenden Genuß an Essen und Trinken und Liebe.

Bei ihrem Essen gab es aber einen gewaltigen Unterschied zu unserem. So wie es ihnen bei der Zeit nicht so sehr um deren Quantität ging — es interessierte sie eben nicht, wie viele Jahre seit der Geburt vergangen waren —, sondern um die Qualität (Wintersonnenwende, die geweihte, heilige Nacht als einmaliger Punkt im Jahreskreis), so ging es ihnen auch beim religiösen Essen mehr um die Qualität als um die Quantität. Folglich konnte es hier gar nicht zu Übergewicht kommen. Noch heute ist der Christ in ähnlicher Haltung mit einem Schluck Wein und einer Oblate beim Abendmahl zufrieden. Die Maßlosigkeit, die selbst die heiligen Weihnachtsfeiertage heimsucht, geht auf unseren Versuch zurück, den Verlust der Qualität durch Quantität *aufzuwiegen*. Wir spüren die Weih-Nacht nicht mehr, weil wir sie entweiht haben. Nun wollen wir, was

uns im Herzen fehlt, im Magen nachholen. Das Leeregefühl im Herzen wird durch das Völlegefühl im Bauch *aufgewogen*. Letztlich gelingt es aber nur auf der Waage, dort aber um so nach*drück*licher.
Religiöses Essen und Trinken ist und war immer rituelles Handeln. Die Qualität der Zeit und des Raumes und natürlich auch der Nahrung stehen weit im Vordergrund. Bewußtheit ist von zentraler Bedeutung. Der Appetit kommt, wenn überhaupt, aus dem Herzen. Die Quantität des Aufgenommenen tritt ebenso wie die Rolle des Magens weit zurück.
Wahrscheinlich war Essen den meisten alten Kulturen ein hauptsächlich rituelles Geschehen zu Ehren der Götter und die Kraft, die die Menschen daraus schöpften, ein Geschenk des Himmels. Die vielfältigen Varianten der Erntedankfeste sprechen noch heute dafür, und bis in unsere Tage haben sich im Aberglauben Spuren der ursprünglichen Essensopfer-Zeremonien erhalten. In manchen Gegenden der Rheinpfalz stellt man noch heute den Rest des Mahles als »Gottesteil« zur Seite. In Böhmen kommt von jeder Speise etwas ins Feuer, ebenso im Mecklenburgischen. Die Esten opfern von jedem neu angeschnittenen Brot etwas, und in Tirol gehören die Brosamen immer noch den armen Seelen.

2. Die Orgie in der Antike

In einigen anderen Religionen tritt die Beziehung zwischen Genuß und Gottesdienst noch deutlicher hervor. Der Dionysoskult verband Wein, Rausch und Liebe mit religiöser Ekstase zu einer orgiastischen Einheit. Wir dünken uns heute gern über solche Orgien weit erhaben. Aber hätten wir nur ein bißchen mehr Bezug zur Ekstase, zum religiösen Rausch, bräuchten wir uns nicht in so vielen profanen Räuschen und wirklich vulgären Freßorgien zu Tode zu martern, sondern könnten uns auf

den Flügeln der ekstatischen Verzückung dem ewigen Leben nähern. Es ist nicht bekannt, daß die Jünger des Dionysos im Alkoholdelirium oder in Fettbergen versunken wären. Das bleibt uns Heutigen vorbehalten, die wir die Erlösung in der Quantität suchen. Menschen, die etwas von Qualität verstehen, sind davor natürlicherweise geschützt.
Sogar im eher lustfeindlichen Christentum gab es in Nikolaus Cusanos einen Heiligen, der den Genuß von Wein als Weg zu Gott predigte. Von ihm stammt der Satz: »Im Wein liegt die *Köst*lichkeit Gottes.« Nikolaus Cusanos stiftete in seiner Heimat ein Hospiz, in dem die Bedürftigen großzügig mit Speise und Trank bewirtet wurden. Der einzige gottgemäße Trank war für diesen Heiligen aber der Wein, den man reichlich genießen sollte zur Ehre und Freude Gottes.
In noch früheren Zeiten wurde auch bei uns Alkohol als Geschenk der Götter betrachtet, versetzte er doch in ekstatische Zustände, in denen man die Gottesnähe sehr deutlich spüren konnte. In unserer »Schenke«, in der der Alkohol bis heute aus*geschenkt* wird, finden wir sprachlich immer noch das Ge*schenk* der Götter. Auch wenn es heute teuer verkauft und nicht mehr zur Ehre Gottes genossen wird. So sind auch die »Räusche« heute fast ausschließlich profanen Charakters.

3. Weltessen im Osten

Eine ebenfalls sehr direkte Wechselwirkung zwischen Religion und Essen kennt der Osten. Er hat den Begriff Bhoga, Weltessen, geprägt. Dabei geht es darum, die ganze Polarität aufzuessen, und zwar in dem Sinne, sie zu integrieren, hereinzunehmen und solcherweise liebenzulernen. Auch der Begriff des Karmaessens ist hier üblich, was nichts anderes meint, als daß wir all die Früchte, die wir je gesät haben, wieder *zu uns nehmen* müssen. Sie kommen, vom Schicksal geschickt, wieder auf uns zu, und wir müssen sie aufessen — und in diesem Fall wirklich ratzebutz, bis der Teller leer ist. Aufgegessen zu haben ist so gleichbedeutend mit verwirklicht, erleuchtet sein. Erleuchtet aber ist man natürlich erst, wenn man alles, ohne Unterschied und Wertung, essen, d. h. zu sich nehmen, d. h. lieben kann. Hier spüren wir die Nähe der christlichen Forderung »Liebe deinen Nächsten wie dich selbst« und vor allem »Liebet eure Feinde!« Wer sich diese beiden Sätze *zu Herzen* genommen und verwirklicht hat, kann Welt essen. Was immer auf ihn zukommt, er wird es zu sich herein (ins Herz) nehmen können.

Aus dieser Anschauung ergibt sich eine sehr gute Möglichkeit, das eigene Lebensmuster aus dem Essensmuster abzuleiten und auch umgekehrt. Wir brauchen nur zu betrachten, wie wir essen, was wir auswählen, was ausschließen und was bevorzugen, und schon ergeben sich analog Schlüsse auf unseren Umgang mit den Karmafrüchten, die auf uns zureifen. Der Philosoph Ludwig Feuerbach sagte entsprechend: »Der Mensch ist, was er ißt!« Wir wollen diesem Satz noch einen zweiten, ergänzenden zur Seite stellen: Man ist, wie man ißt!

VII Die Bedeutung von Nahrungsmitteln und Eßsitten oder Man ist, was und wie man ißt

Bei der Nähe von Essen und Lieben werden sich die gefundenen Entsprechungen zwischen Eßverhalten und Lebensmustern natürlich auch zwanglos auf die Liebessitten ausdehnen lassen. Allerdings sei noch einmal warnend vermerkt, daß wir zwar immer das Thema an einem Symptom oder an einer Überbetonung eines Verhaltens erkennen können, aber nicht unbedingt, auf welcher Ebene es bewältigt bzw. gemieden wird. D. h., ein Vielfraß kann sehr wohl auch die Welt fressen und einen entsprechenden Konsum in Liebesangelegenheiten haben, oder aber er ist ein kompensatorischer Vielfraß, der eben gerade so viel futtern muß, weil er in Sachen Weltessen und auf der Bettebene gar nichts zuwege bringt.
Die Herstellung eines direkten Bezuges zwischen Speisen und ihrer weiteren, auch übertragenen Bedeutung ist keine neue Idee, sondern uralt. Schon in früheren Zeiten war es den Menschen selbstverständlich, daß sie sich mit Essen und Trinken viel mehr als nur Brennstoff, bzw. Kalorien, einverleibten.

1. Die Essensmagie der »Primitiven«

Aus allen Teilen der Welt sind Vorstellungen überliefert, die das »man ist, was man ißt« mit gläubigem Ernst erfüllen. Die meisten Kannibalen aßen ihre Gefangenen auf, um sich deren Kräfte einzuverleiben, die Azteken erwiesen einem Gefangenen oft über längere Zeit göttliche Ehren, um ihn dann zu essen und sich so seine göttlichen Kräfte zu sichern. Der griechische Held Achill aß Bärenmark, um bärenstark zu werden. Bärenfleisch steht im übrigen häufig im Ruf, die entsprechenden, sprichwörtlichen Bärenkräfte zu vermitteln, so wie Löwenherzen Löwenmut garantieren und Wolfsherzen große Tapferkeit. Die alten Germanen aßen die Eber, um sich ihrer Stärke zu versichern. Schlangenherzen sollen die Sprache der Tiere verstehen helfen, und die Zunge von Turteltauben macht das Mädchen zur alles gewährenden Geliebten. Stierhoden schenken bullige Potenz, und Blut überträgt Lebenskraft. Bei den australischen Ureinwohnern dürfen umgekehrt die Frauen keine häßlichen oder plumpen Tiere essen, um solche Eigenschaften nicht auf die Kinder zu übertragen. In Thüringen sollen Kinder, die noch nicht sprechen, keine Fische essen, weil sie sonst noch länger stumm bleiben. Dafür erhalten die Kinder im Schwarzburgischen ein gekochtes Lerchenei, um zu guten Sängern zu werden.

Die Kette solcher Volksweisheiten ließe sich beliebig fortsetzen und liegt uns — wenn wir ehrlich sind — gar nicht so fern. Auch wir Heutigen haben eine ganz irrationale Scheu, manches zu essen, und eine ebenso irrationale Vorliebe für anderes. Niemand würde bei uns Hund essen — immerhin eine Delikatesse auf den Philippinen. Schwein aber macht uns gar keine Probleme, während es jedem Moslem bei dem Gedanken schaudert. Die tieferen Gründe haben wir verloren, aber mit Sicherheit wären sie dem belächelten Eingeborenen gar nicht so fremd. In der Zelltherapie haben wir sogar bis heute ein Therapieverfahren, das sich solcher Beziehungen bedient: Herzzellen (von Rind, Schaf oder Schwein) sollen dabei auf unser Herz wirken, tierische Leberzellen auf unsere Leber — und so weiter, und so fort . . .

2. Eßverhalten als Lebens- und Liebesmuster

Bevor wir uns auf die Be*deutung*sebene einlassen, sei noch erwähnt, daß manches gerade aufgrund seiner *Deut*lichkeit vom Sitten- und Moralkodex entschärft und in harmlosere Bahnen gelenkt wurde. Solch eine Funktion erfüllt z. B. die Anstandsregel, beim Essen keine Geräusche und schon gar keine animalischen von sich zu geben. Wohliges Schmatzen, genüßliches Grunzen, Stöhnen und Rülpsen machten die Nähe zu Venus' anderer Interessensphäre allzu deutlich. Dabei war es noch zu Luthers Zeiten ganz anders Sitte, wie sein berühmter Satz verrät: »Warum rülpset ihr nicht, warum pfurzet ihr nicht, hat es euch nicht geschmacket?«

Genuß darf bei uns nicht mehr hemmungslos gezeigt werden. Hemmungslosigkeit ist generell tabu. Der normale Mensch ist heute normal gehemmt, und wenn schon nicht, hat er doch wenigstens so zu tun. Wir müssen uns also schon etwas genauer auf die Finger und vor allem auf den Mund schauen, um fündig zu werden. Mit etwas Übung allerdings können wir den Satz »Zeig mir, wie du ißt, und ich sage dir, wer du bist!« in die Tat umsetzen.

a) Vorsichtige Tester

Essen ist gefährlich, einerseits, weil es so entlarvend ist, andererseits aber auch, weil es tatsächlich das Leben kosten kann. Je wichtiger die Persönlichkeiten, um so ängstlicher waren sie oft in dieser Hinsicht und hatten ihre Vorkoster. Bei Tisch war das Vorkosten zum Aufspüren vergifteter Speisen im Orient lange Zeit Sitte, zu Bett war es nicht ganz so einfach, wobei die hier lauernden Gefahren kaum harmloser waren. Im Schatten der Venus lauert ja nicht nur das Venenum (lat. *venenum* = »Gift«), sondern auch all die venerischen (= Geschlechts-)Krankheiten.

Der vorsichtige Genießer zeigt so ein gewisses Mißtrauen

gegenüber den angebotenen Speisen und kostet heutzutage selbst *vor*sichtig vor. Seine Vorsicht geschieht aus Rücksicht auf die eigene Gesundheit. »Weltessen« will er nicht übertreiben.

b) Hastige Schlinger

Ganz anders der hastige Esser. Er möchte möglichst schnell möglichst viel erleben, koste es, was es wolle, und sei es die Gesundheit. Es gibt noch so viel zu genießen, da kann er sich keine Ruhe gönnen und muß trotzdem befürchten, nicht durchzukommen. Zu vieles wartet noch auf ihn. In seiner Eile (Stehimbiß und Fast Food kommen ihm gerade recht) neigt er dazu, möglichst viel hinunterzuschlingen. Sein (Erlebnis-)Hunger kennt keine Grenzen. Dabei wird es häufig passieren, daß er viel zu große Brocken gierig verschlingt. Er schluckt und schluckt und hat keine Zeit zum Kauen. So verleibt er sich Großes und Gewichtiges ein, ohne aber vorher dafür zu sorgen, daß es ihm auch bekommt. Ja er will sich beim Einverleiben auf gar keine Auseinandersetzung einlassen. Die Zähne, seine Aggressionswerkzeuge, gebraucht er kaum. Er will haben, ohne dafür genug zu tun, von Gründlichkeit keine Rede. Um den Dingen auf den Grund zu gehen, müßte er kauen.
Oft spielt auch Futterneid mit hinein, und es entwickelt sich dann nicht selten eine Vielfraßhaltung. Wer selbst nicht genug kriegt, kann natürlich auch nicht abgeben, geschweige denn teilen. »Selbst essen macht Spaß« ist hier die Devise.

c) Stille Genießer

Ein ganz anderer Typ ist der stille Genießer. Natürlich wird er schweigen beim Essen, schon der Konzentration wegen. Außerdem ist ihm das Mahl noch am ehesten Ritual und Opfer wie in frühester Zeit und erheischt so absolute Ruhe. Hier wird das

Leben genossen, und was es einem so vorsetzt, wird mit Achtung und Respekt verzehrt. Ihm kann es passieren, daß die Augen größer sind als der Magen, der all die Köstlichkeiten, die die Augen auswählen, gar nicht fassen kann. Diese Gefahr droht besonders, wenn sich die Tafel unter opulenten, oft auch fetten Gerichten biegt und aufgefahren ist, was Küche und Keller zu bieten haben. Der enorme Anspruch kann dann gar nicht mehr in die Praxis umgesetzt werden. Manche dieser Genießer würden in diesem Fall allerdings dazu neigen, ihre Grenzen deutlich zu überdehnen, um den Kelch, den sie sich eingeschenkt haben, doch noch bis zur Neige zu leeren.
Urwüchsigen Exemplaren dieses Typs mag es durchaus nötig erscheinen, auch die Finger in den sinnlichen Genuß mit einzubeziehen, auf daß der Tastsinn gegenüber Augen, Nase und Geschmacksknospen nicht zu kurz komme. In mancher Hinsicht erscheint dieser Genießer wie ein etwas zu spät geborener Römer, der bei seinem Gelage noch wirklich liegt und genüßlich in allen Sinnen schwelgt. »Die Welt ist rund und will genossen werden« heißt seine Devise.

d) Neunmalkluge Kalorienzähler

Welchen Gegensatz zu diesem Original bietet der Kalorienzähler. Für ihn ist Essen ein intellektuelles Planspiel, von Genuß keine Spur. Das Richtige rangiert hier weit vor dem Guten, und was gesund ist, darf ruhig geschmacklos sein. So ist er meist gerade auf irgendeiner Diät. Diät bedeutet aber qualitative und quantitative Auswahl, und so wird auf seinem Teller und in seinem Leben so manches ausgegrenzt und abgelehnt. Für Gastgeber ist er keine reine Freude, denn zu vieles ist ihm unrein und sammelt sich am Ende des Mahles (man sollte in seinem Fall vielleicht lieber »der Analyse« sagen) auf den Tellerrändern. Besonders gerne wird jedes sichtbare bißchen Fett aussortiert (es könnte ihm schaden und seine kränkelnde Gesamtsituation noch verschlechtern). In einer oft kleinkarierten manchmal pedantischen Art wird hier nur wenig akzeptiert, wie es kommt, nach dem Motto: »Gut geprüft ist schon halb verdaut.«

e) Ausgemergelte Asketen

Hier schließen sich zwanglos die Asketen an. Sie sind mit wenig zufrieden in des Ausdrucks Doppelsinn. Nur wenige Dinge bestehen und schlüpfen durch ihr kritisches Ausleseverfahren, von diesen allerdings brauchen sie dann auch nur sehr wenig. Der Anblick ihrer kärglichen Mahlzeiten — eine Schale Reis, ein Becher Kräutertee — läßt auf wenig Genuß schließen. Aus den ausgemergelten Gesichtern spricht die Härte des Lebens und jene gegen sich und die Welt. »Wenig« und »bewußt« sind ihre Zauberworte, wobei es ansonsten wenig Zauberhaftes für sie gibt und der Verdacht naheliegt, daß die Genüsse dieser Welt sie ängstigen.

f) Robuste Allesfresser

Scharf kontrastiert zu diesem Typ der robusten Allesfresser, der wirklich die Dinge nimmt, wie sie kommen, und wenig bis keinen Wert auf etwaige Zubereitung legt. Roh ist ihm genauso lieb, auf ein übertriebenes Vorspiel kann er gut verzichten, weshalb er nicht gerade als sozialer Gruppenmensch verschrien ist. Oft ist er schon fertig, bevor die anderen Platz genommen haben. Er ist hart im Nehmen und kann auch den Mund ganz schön voll nehmen. Motto: »Tischsitten, was ist das? Am besten, man reitet sich das Steak auf dem Weg gleich selbst zurecht.«

g) Verwöhnte Babys

Seinen Gegenspieler findet er in jenem weichen Menschen, der auch nur Weiches, sozusagen schon Verdautes, mag. Babynahrung bleibt zeitlebens das höchste Ideal, und so kommt Flüssignahrung immer gut an: Von der Suppe bis zum Brei — solange es gut rutscht, darf es auch ruhig etwas schleimig sein. Man läßt sich am liebsten umsorgen, verwöhnen und natürlich bekochen. In solch einer Lebenslage entwickelt sich dann auch viel Vertrauen, man schluckt jeden Pampf und jeden Schmarren, auch wenn niemand mehr sagen könnte, was diese enthalten. Hauptsache, alles erinnert an Mamas gute Küche und rutscht ohne Härte und Widerstände quasi von selbst hinunter.

h) Anspruchsvolle Luxusesser

Wenig Verständnis erübrigen die Luxusesser für alle bisher erwähnten Typen. Ihnen nämlich ist jedes Essen ein Ereignis, und zwar vor allem ein ästhetisches. Man ißt nicht zwingend gut, aber auf alle Fälle schön. Schließlich reicht guter Geschmack weit über Essen hinaus. Hier sollte alles stimmen, vom Ambiente bis zur Dekoration auf dem Teller. Verzierungen und Garnierungen dürfen die wohlwollenden Augen hinter den rosa Brillengläsern erfreuen. Man ißt nicht, man speist, und das im feinsten Stil, weshalb richtiges Abbeißen und kräftiges Kauen von selbst ausscheiden. Mundgerechte Häppchen sollten vom Oberkellner vorgelegt werden, der einen auch beim passenden Wein zu jedem Gang zurückhaltend, dezent berät. Eigentlich läßt man mehr essen, als daß man sich selbst die Finger schmutzig machen würde, und das mit großem Anspruch.

i) Verrückte Esser

Mag das den anderen Typen auch völlig abwegig vorkommen, es gibt noch viel verrücktere Esser. Jene nämlich, die ganz bewußt ein gutes Stück abrücken von allem, was sonst als normal und gut gilt. Gemeint sind die perversen Esser, die schon erwähntes Affenhirn nur lebend genießen mögen, die es nicht unter Rehkitzbraten und Schildkrötensuppe machen. In wahrer Fleischeslust stürzen sie sich bevorzugt auf noch Blutiges, essen auch gerne Rohes und eben Dinge, die bei ihren Mitmenschen eher Gänsehaut statt Appetit auslösen. Nichts ist ihnen zu fremd, nichts zu künstlich oder gar exotisch. Sind sie nun mit allem ausgesöhnt, oder brauchen sie das Schockierende, um sich überhaupt noch zu spüren? Die Frage ist nicht leicht und wohl auch nur von ihnen selbst zu beantworten.

3. Lieblingsspeisen und ihre Botschaft

Ähnlich wie aus dem Eßverhalten lassen sich natürlich auch aus den Lieblingsspeisen bzw. den abgelehnten Nahrungsmitteln wesentliche Aspekte des eigenen Musters herauslesen. Nur wer alles essen kann und nichts essen muß, entzieht sich der Deutung. Jede Auffälligkeit und besondere Betonung enthält dagegen eine *deut*liche Botschaft. Habe ich besonderen Appetit oder gar Hunger auf etwas, so verrate ich damit eine bestimmte persönliche Vor*liebe*, und ist etwas nicht nach meinem »Geschmack«, zeigt es eine für mich typische Abneigung. Der Satz »Sage mir, was du ißt, und ich sage dir, wer du bist!« kann uns weiter zum eigenen Eßmuster führen.

a) Von der Babynahrung zur Schonkost

Einiges ist, wie die schon erwähnte Babykost, zu Anfang des Lebens durchaus normal und wird erst außerhalb dieses Zeitraumes auffällig. Für den an Flüssigkeit gewöhnten Säugling, der noch keine Zähne hat, ist Brei die beste Übergangsnahrung. Die Verdauung ist hier schon weitgehend außerhalb des Körpers geschehen, tatsächlich ist diese Nahrung ja bereits mechanisch vorgekaut. Bei Eingeborenenvölkern wird sie wirklich von der Mutter vorgekaut, das Kind bekommt sozusagen Zähne geliehen.

Wer allerdings an solcher Nahrung auch später festhält, zeigt seinen Unwillen und oft auch seine Unfähigkeit, mit *härteren Brocken* fertig zu werden. Den späten Rückfall auf diese Ernährungsform bezeichnet man als Schonkost, und dieses Wort ist überaus ehrlich. Hier will sich einer schonen und gar nicht anstrengen. Er verweigert die Mitarbeit, besonders die aggressive (Zähne), und schiebt die Verantwortung auf andere ab. Alle *harte Arbeit* muß ihm abgenommen werden, er macht sein eigenes Überleben zum Problem der anderen. Es ist das die typische Situation bei einer Krankheit, in diesem Fall regredieren wir alle gern auf die Kinderebene und überlassen es den anderen, für uns zu sorgen.

b) Von Pudding- und Mehlspeisenliebhaberei

Auch ausgesprochene Puddingfans sind hiermit angesprochen, besonders wenn ihnen schon jedes kleine Klümpchen ein Problem macht und sie schier zur Verzweiflung treibt. Mit den Mehlspeisenanhängern teilen sie die Vorliebe für leichtverdauliche Süßigkeiten und ein entsprechendes Leben. In dieselbe Richtung und für sich selbst sprechen auch Sahnetorten. Schön und rund will man es und dabei nahrhaft und harmlos. Besonders *deut*lich wird solche Vor*liebe*, wenn Körner und Kerne nicht nur gemieden, sondern gar nicht mehr vertragen werden. Wird schon die an sich geliebte Kirschtorte aus Angst vor einem verborgenen Kern gemieden, liegt das Problem auf der Hand: Es dürfte sich nicht gerade um einen kernigen Menschen handeln.

c) Von Kernen und Problemen

Genau auf dem Gegenpol haben sich die sogenannten »Körnerfresser« angesiedelt. Sie lieben Kerne und in jedem Kern das Problem. In ihrer *kernigen* Art wollen sie allem auf dem Grund gehen, zum Kern der Sache kommen, und dazu setzen sie auch ihre Zähne ein, *beißen sich* durch die Probleme *durch*. Sie suchen die Kerne und die Probleme und fressen sie. So karg wie ihr Müsli ist oft auch ihr Leben und hart wie die Körner, die sie kauen, meist ihre Lebenseinstellung. An ihren Problemen kauen sie ähnlich lange herum wie an ihren Körnern. In der Ablehnung aller ungesunden Süßspeisen liegt wohl auch eine gewisse Portion Angst vor allem Weichen und Zärtlichen und letztlich vor der Liebe. Jedenfalls fällt es ihnen sicher nicht leicht, die Süßigkeiten, die das Leben bietet, anzunehmen.

d) Mit Früchten und Beeren im reinen

Allerdings ist manches Müsli auch recht bunt und färbt entsprechend auf die Einstellung ab. Meist liegt es an den Früchten, den Geschenken der freigebigen Mutter Natur. Als erste uns von der Bibel anempfohlenen Nahrungsmittel, wenn wir einmal von jenem umstrittenen Paradiesapfel absehen, sind sie in ihrem Werden und Gedeihen so rein, daß sie auch ihre Esser eher reinigen und erheben als beschweren, verunreinigen oder gar hinabziehen. Wie sie unter der Sonne in Himmelsnähe reifen, haben sie etwas Verlockendes und doch Unschuldiges. Bei ihrer Ernte fallen sie uns gleichsam freiwillig in den Schoß und lassen uns so unschuldig. Wir müssen sie nicht jagen und uns mit Blut besudeln wie beim Töten der Tiere und nicht einmal abschneiden wie die Getreidehalme. So erfreuen sie sich als unschuldigste Nahrung hoher Beliebtheit, nicht nur in religiösen, sondern auch in allen Meditationskreisen. Die besondere Beliebtheit solcher Vermeidungsstrategie in sogenannten esoterischen Kreisen verblüfft einigermaßen, ginge es doch gerade hier darum, den eigenen Schatten zu konfrontieren, auch und gerade wenn man einigen Dreck am Stecken und einiges Blut an den Händen kleben hat.

Vegetarismus ist über weite Strecken Schattenvermeidung bzw. der Versuch, noch bevor der ganze Weg in die Polarität bewältigt ist, bereits umzukehren. In der Hoffnung, wer heilig ißt, ist bald heilig, wird verkannt, daß in jeder Religion und esoterischen Tradition vor den Aufstieg ins Licht der Abstieg in den Schatten, die Unterwelt oder das Reich der Toten gesetzt ist. Zu

frühe Umkehr aber ist nichts anderes als Regression, der Rückfall auf eine harmlosere, bereits bewältigte Ebene.
Eine Spezialisierung auf solch unschuldig reine Nahrung zeigt deutlich die Absicht der entsprechenden Spezialisten: Man hat Angst, schuldig zu werden und eigentlich schuldig zu sein, will dem marsischen Urprinzip lieber aus dem Weg gehen und sich die Hände nicht schmutzig machen bzw. an ihre Besudelung mit Blut erinnert werden. Eine Frage nämlich bleibt bei soviel Edelwille: Warum das Ganze? Hat man schon so schlechte Erfahrungen gemacht?
Das hohe Ideal, das mit solch unverdächtiger Nahrung oft verbunden wird, bringt folgende indische Weisheit zum Ausdruck: »Erst wenn Schweiß und Urin nach der zuletzt genossenen Frucht schmecken, ist Gesundheit erreicht.« Dabei sind die Früchte in ihrer Symbolik gar nicht so harmlos. Es verbirgt sich so manches Früchtchen darunter, wie etwa die phallische Banane oder die Feige, hinter deren Blättern die ersten Menschen schamhaft ihre geschlechtliche Blöße verbargen. »Feige« ist ein derber Ausdruck für die Scheide, im italienischen heißt diese Frucht *fico*, und möglicherweise hat sie auch sprachlich mit dem ordinären »Ficken« zu tun. Manche meinen sogar, der erste Apfel im Paradies sei in Wahrheit eine Feige gewesen. Wie dem auch sei, die Äpfel sind auch in anderer Hinsicht, etwa als verführerische Äpfelchen, nicht ganz unschuldig geblieben. Vom süßen Erdbeermund wäre da noch zu berichten und den Kirschen in Nachbars Garten. Am dicksten hat es wohl der Granatapfel hinter den Ohren, als Totenspeise im Hades und als Reichsapfel gleichermaßen schwer bekömmlich.

e) Spielarten des Vegetarismus

Allerdings, das muß zugestanden werden, hat es auch der Puddingvegetarier nicht leichter. Im Gegenteil, der Pudding macht es ihm gewichtsmäßig sogar noch schwerer.
Eine noch komischere Variante geben die Fleischersatz-Vegeta-

rier ab. Hier wird Essen schon herrlich ehrlich. Diese Vegetarier zeigen ihre eigentlichen Gelüste sehr offen, sie leiden (wirklich) unter Fleischeslust. Nun pressen sie unschuldige Pflanzenprodukte in Fleischform und belasten sie mit Fleischaroma. Alles wirkt da animalisch und ist — Gott sei Dank — nur Schein. So wie manches eben auch heilig wirkt und doch nur *scheinheilig* ist. Die Praxis zeigt leider ebenso, daß die meisten Vegetarier nur so erleuchtet sind, wie ihre Sojaschnitzel Schnitzel sind.

f) Von der Last mit den Ballaststoffen

Das Heer der Ballaststoffanhänger wächst und gedeiht und rekrutiert immer noch weiteren Nachschub aus dem noch viel größeren Heer der Verstopften. Hier ist bereits alles ange*deutet*. Die Betroffenen haben ein Problem mit Geben und Nehmen. Alles muß aufgeboten werden, damit das Geben gegenüber dem Nehmen nicht zu kurz kommt. Wenn sich dann das ganze Essen eigentlich nur noch auf die Ausscheidung konzentriert, gerät offensichtlich der Genuß etwas ins *Hinter*treffen. Die Betroffenen sollten sich vielleicht dann doch eingestehen, daß ihr eigentlicher Genuß nicht im Speisesaal, sondern auf der Toilette und also im Geben liegt. Der Körper ist hier wieder einmal sehr ehrlich und legt den Verdacht nahe, daß er in diesem Fall die seelische Situation weniger spiegeln darf als vielmehr kompensieren muß.

g) Von fleischfressenden Pflanzen

Von den beschriebenen Gesundessern heben sich die Liebhaber von Fleisch- und Wurstwaren meist schon durch ihre fehlende Ideologie ab. Sie haben keine Argumente für ihre Diät, argumentieren nicht mit Proteinen und nicht mit Energien, von feinstofflichen ganz zu schweigen. Nun könnte man aus oben Gesagtem ableiten, sie wären ganz wild auf ihren Schatten und scheuten keine Konfrontation. Richtiger ist wohl, daß sie sich in ihrer Mehrzahl gar keinen Begriff vom Schatten machen und einfach essen, was ihnen schmeckt. In dieser Hinsicht sind sie erfrischend ehrlich. Die meisten essen ihr Fleisch und verdrängen dessen Herkunft weitgehend. Müßten sie sich das Tier selbst schießen, ausnehmen, zerlegen und zubereiten, würden sich manche sehr schnell zu den Vegetariern hinüberschlagen. Wer allerdings, voll bewußt seiner Herkunft, Fleisch ißt und genießen kann, der zeigt tatsächlich an, daß seine Bereitschaft, die eigene Herkunft zu konfrontieren, größer ist als bei den Vermeidungsstrategen.

Wer hingegen neben Fleisch nichts anderes gelten lassen und genießen kann, zeigt schon wieder ein Problem. Der Blutrausch der frühen Jäger und ihr Jagdfieber mögen hier noch durchkommen. Manchen Menschen mag auch das Töten tatsächlich noch im Blut liegen und sich in einer Vorliebe für blutiges Essen niederschlagen. Mit Sicherheit handelt es sich bei den Fleischfressern, ganz abgesehen von der meist ausgeprägten Unbewußtheit, um Menschen mit einem stärkeren Bezug zu den eigenen animalischen Trieben. Sie dürften freieren und besseren Zugang zu ihrer vitalen Kraft und Durchsetzungsfähigkeit haben.

Allerdings gibt es natürlich auch hier die Kompensationsebene, wo ein kleines Würstchen Mengen blutiger Steaks vertilgt — in der Hoffnung, nicht als Würstel enttarnt zu werden. Wenn die unschuldige pflanzliche Nahrung betont zurückgewiesen wird, man sozusagen stolz auf das an den eigenen Händen klebende Blut ist, liegt der Verdacht nahe, es mit einem Feigling besonders hartgesottener Art zu tun zu haben.

Die Wurst bringt uns zur Babyebene des Fleischgenusses. Hier handelt es sich ja meist um Durchpassiertes, sozusagen verwurstetes Fleisch. Die Form ist zwar noch phallisch, der Inhalt aber verweichlicht. Dem blutigen Steak gegenüber wird die Wurst auch von »richtigen Männern« nicht für voll genommen. Ausdrücke wie »du armes Würstchen« machen es deutlich. Ist mir etwas »Wurscht«, ist es mir egal. Ich habe keinen Standpunkt, bin vielleicht genauso durchgedreht wie die arme Wurst — ohne Faser und Struktur.

h) Von Kleinigkeiten, Eingemachtem und der Würze des Lebens

Nun gäbe es noch viele sogenannte Kleinigkeiten zu erwähnen, denn alles kann deutbar werden, sobald es *deut*lich hervortritt. Niemand wird gerne Gräten in seinem Fischgericht finden, symbolisieren diese kleinen gemeinen Spieße doch von ihrer Signatur und Funktion her Marsisches in Reinkultur, schließlich können sie bis aufs Blut verletzen. Und wer hat schon gern Mars mitten im venusischen Essensgenuß! *Deut*lich wird das Ganze erst, wenn jemand vor lauter Grätenangst ganz auf Fischgenuß verzichtet. Hier wird übertriebene Angst vor Aggressionen sichtbar, die nicht selten auch die andere Domäne der Venus behindert, denn wie die Gräten zum Fisch, gehören auch die Marskräfte zum vollkommenen Liebesgenuß.
Wenn Menschen ausgesprochen zu Eingemachtem neigen, konservierter Nahrung wie Konserven, aber auch Geräuchertes bevorzugen, wird man generell auf eine konservative Grundhaltung tippen können. Sparsame Esser werden natürlich auch sparsame Menschen sein. Jenen, die ungewürztes, eher fades Essen bevorzugen, wird ebenso im Leben leicht die Würze fehlen. Wer im Gegenteil gut gewürzt bis hin zum Scharfen bevorzugt, macht damit deutlich, daß er Herausforderungen mag, nichts gegen neue Reize und Ungewöhnliches hat, nicht nur sich, sondern auch seiner Verdauung gerne einiges zumutet. Menschen schließlich, die herzhaft leben, werden auch dazu neigen, herzhaft zu essen.

i) Trinkmuster

Ganz Ähnliches wie für Essensformen und Nahrungsarten gilt natürlich für Getränke. Vom vorsichtigen Nippen bis zum gierigen Hinunterstürzen finden wir alle Übergänge. Während manche mit großen, hastigen Schlucken den Durst löschen, der offenbar wie ein Feuer in ihnen brennt, täuschen andere das Trinken eher vor, indem sie artig (es gehört sich mitzutrinken) ihre Lippen benetzen. Erdverbunden-bodenständige Menschen neigen eher dazu, aus großen Humpen Bier zu trinken, wohingegen die himmlischen Wesen mehr zum Nektar der Blüten tendieren. Dabei steht der süße Saft der unschuldigen Früchte offenbar der süßen Milch des Anfangs noch recht nahe, während das Vergären mit dem Alkohol den Geist ins Spiel bringt, der dem Erwachsenenalter vorbehalten ist. »In vino veritas« zeigt dabei nur die eine Seite der Medaille, auf der anderen steht genausoviel Lug und Trug. Dabei kennzeichnen Bier und Wein nicht nur verschiedene Kulturen, Bier etwa den dunkleren Norden, Wein die helleren, mediterranen Gegenden, sondern auch den einzelnen Konsumenten.

Auffällig und deutenswert wird Trinkverhalten vor allem dann, wenn sich etwa Erwachsene wie Kinder nur von süßem Saft und Milch ernähren; die sogenannten Milch-Frucht-Mix-Typen etwa, die zur Abwechslung höchstens Kakao und süße Limonade gelten lassen. Falls sie doch einmal zu Tee, Kaffee oder anderen Erwachsenengetränken genötigt werden, neigen sie dazu, diese mit Bergen von Zucker auf ihr eigenes Niveau zu bringen. Ihnen gegenüber stehen jene, vor allem an Geistigem Interessierten, die ihren Tee prinzipiell schwarz nehmen und denen schon bei Kaffee die Haare zu Berge stehen. An den Extremen, dem schweigend Tee schlürfenden Zen-Mönch und dem im Wiener Kaffeehaus seiner Kaffeemelange fröhlich schnatternd hingegebenen Kaffeekränzchen, zeigt sich das Muster besonders deutlich.

Auch beim Trinken liegen Spiegel- und Kompensationsfunktion oft nahe beieinander. Während wir es bei den bisherigen Phänomenen eher mit der Spiegelfunktion zu tun hatten, schlägt beim bekannten Werbemotto: »Harte Getränke für harte Männer!« voll die Kompensation zu. Auch hier macht das Extrem ehrlich: der weinerliche Alkoholiker, der zu schwach ist, sich von der Flasche zu lösen.

k) Im Schlaraffenland

Eine fast alle Menschen verbindende Phantasie über das Traumland des Essens und Lebens gilt dem Schlaraffenland, jenem leider so fernen Land, wo Milch und Honig fließen und einem die gebratenen Tauben in den Mund fliegen. Es ist der alte Traum vom *süßen Leben* ohne Eigenleistung, vom sorgenfreien Genuß, wie man ihn den Göttern unterstellt, wobei die Erwartungen bei Götterspeise weit über den bekannten Wackelpudding hinausgehen.

Wir haben es hier mit typischen Versorgungsphantasien zu tun und dem Wunsch, ins Paradies bzw. in den Mutterleib zurückzukehren, wo man sich um nichts kümmern muß und doch aufs beste versorgt wird. Es ist ein Paradebeispiel für die Neigung zur Regression, die uns allen so nahe liegt. Wenn der Weg schwer wird, wollen wir lieber gleich umkehren bzw. erwarten von Gott, daß er sein Manna auf uns herabregnen läßt.

Haben wollen wir schon alles, aber am liebsten nichts dafür geben oder tun: eine Situation, die wir vom Pakt her kennen. Wir wollen die Kühe nicht so gerne melken, aber die Milch soll trotzdem fließen. Den Honig wollen wir den Bienen nicht stehlen, er soll von allein fließen, und auch die Tauben wollen wir nicht jagen und auch nicht zubereiten müssen, sie sollen uns, fertig zubereitet, in den Mund fliegen. Den sperren wir gerade noch selbst auf — wie das kleine Baby oder die jungen Vögel im gemachten Nest.

4. Internationale Küche — internationale Kennzeichen

All das bisher Zusammengetragene können wir nun auf die Küchen der verschiedenen Nationalitäten anwenden und werden dabei ebenso deutliche Muster entdecken.

a) Im Labyrinth der Nudeln

Die italienische Küche, die uns immer näher rückt, hat uns unter anderem die Pizza geschenkt, und die ist rund und voll wie die italienische Mama selbst. Auf ihr kann sie sich die eigene kleine, aber runde Welt zurechtbacken. Aus dem einen Grundmuster entwickeln sich ungezählte Varianten, alle mit klingenden Namen und für jeden der großen Familie etwas. Teigwaren sind die eine zauberhafte Basis dieser Küche. Der Teig ist geduldig und formbar, läßt sich zu ungezählten Nudelvarianten und allen möglichen Erscheinungsformen kneten. In jeder dieser klingenden Varianten aber macht er nudeldick.

b) Die Böhmische Wuchtel

Unsere österreichischen Nachbarn frönen der böhmischen Küche, deren Mehlspeisen wir schon gekostet haben und die auch sonst auf süß, fett und üppig setzt. Damit paßt diese Küche wunderbar in dieses Land, dessen Bewohner charmant bis süß sind, mehrheitlich fett (was sie allerdings kaum von uns unterscheidet) und genußfreudig (worin sie sich wieder mehr unterscheiden).

c) Mit Hitze im Hintern

Die Ungarn haben zwar fast nur ihr Gulasch zu bieten, aber das hat es dafür in sich! Das Feuer natürlich. Die wilden Reitervölker der Pußta — ob Zigeuner, Hunnen oder Ungarn — haben hier die Küchenmusik gemacht. So liegt im nationalen

Gulasch und seinem Paprika das Geheimnis, warum in Ungarn alles zur Explosion neigt. Selbst der Kommunismus explodierte recht bald und konnte es sich auch nach dem Explodieren nie so richtig gemütlich machen wie in andern Ländern. Die ungarische Küche ist dazu zu feurig und heiß und obendrein zu genußsüchtig (Palatschinken!). Mit ihr im Rükken werden die Flammen des Freiheitskampfes nie ganz erlöschen.

d) Kunst und Cuisine

Die französische Küche kann man auf kleinem Raum nicht beschreiben, dazu ist ihr Anspruch viel zu hoch, Haute Cuisine sozusagen. Sie ist genau so, wie wohl auch die Franzosen gern wären: raffiniert und differenziert, exquisit und königlich. Insgesamt hat sie drei Sterne, die man aber nicht essen kann, wie das meiste, was in dieser Küche serviert wird. Von hier kommt auch die Nouvelle cuisine, jene neue Küche, die mit ihren Minimalproportionen die harte Antwort auf unsere kollektive Freßsucht gefunden hat. In der Nouvelle cuisine konnten Kunst und Küche (in Frankreich seit jeher identisch) auch für das übrige Europa erstmals auf einen Nenner gebracht werden: Minimal art.

e) God save the Queen

Die Engländer stehen in vieler Hinsicht den Franzosen oppositionell gegenüber, und so finden wir jenseits des Kanals die andere Seite der Medaille oder die Schattenseite der Küche schlechthin. Mit Sicherheit hat diese Küche keinen einzigen Stern für Kreativität oder Geschmack. Weit vor Einfällen rangieren hier die Reinfälle. Nach einigen kulinarischen Versuchen im Lande erschließt sich so dem genußverwöhnten Gast die tiefere Bedeutung der Nationalhymne. Der Union Jack ernährt sich recht und schlecht von brav-biederer Hausmannskost und läßt sich darin nicht im geringsten irritieren, nicht einmal von all den einfallsreichen und überraschenden Geschmacksrichtungen der Küchen in den eigenen Kolonien.

f) Zwischen Curry und Desinfektion

Die indische Küche brennt ein wahres Feuerwerk von Gewürzen ab und ist insgesamt eine scharfe, ja heiße Sache. Mit ihr ist, wie mit den Indern, nicht zu spaßen. Ein Feuerwerk besteht ja im wesentlichen aus zwar farbenprächtigen, aber eben doch Knallkörpern und Raketen. Diese alle im eigenen Bauch zu haben ist eine Geschmackssache und für den untrainierten Europäer ein echtes Abenteuer. In der Regel gehen dann auch die meisten Feuerwerksgeschosse nach hinten los. So feurig und begeistert hier gegessen und damit genommen wird, so leidenschaftlich muß auch wieder (von sich) gegeben werden. Daher endet die indische Mahlzeit oft schneller als alle anderen auf dem in diesem Falle nicht einmal mehr »stillen Örtchen«.
So zauberhaft, aufwendig und überraschend das Einverleiben in diesem Lande der Geheimnisse ist, so dunkel ist das Kapitel des Gebens — für Europäer meist unvorstellbar. Licht und Schatten gehören folglich in dieser Küche besonders eng zusammen, ebenso eng wie Vereinnahmung und Verausgabung, Essen und Ent*sorg*ung, Curry und Desinfektion.

g) Ewig lächelnde Transparenz — mit Biß

Dem geheimnisvollen Durcheinander der explosiven Mischung Indiens steht in der chinesischen Küche, jedenfalls der kantonesischen, die klare Linie lächelnder Transparenz gegenüber. Man sieht, was man ißt, und ist auch vor Überraschungen sicher — guten wie bösen. Die Nahrung ist so mundgerecht zubereitet, daß es sich die Chinesen sogar leisten können, auf Eßwerkzeuge im eigentlichen Sinne zu verzichten und mit Stäbchen zu arbeiten.

Chinesische Köche beherrschen zudem meist die Kunst, ihren Beruf, eben das Kochen, nicht zu übertreiben. Sie hören schon auf, bevor das letzte Vitamin ermordet ist, und riskieren es so, daß Gemüse erst auf der Zunge des Genießers zergeht. Bei so viel Lächeln während des Service können sie es sich leisten, beim Essen selbst noch etwas Aggression zum Zuge bzw. zum Biß kommen zu lassen.

h) Göttliche Winde — Kamikaze

Die Japaner essen zwar auch mit Stäbchen, aber ganz anders. Ihre Köche verdienen den Namen kaum, lassen sie es doch meist eher roh angehen — wie die Japaner im allgemeinen gern. Statt um Kochen geht es in der Küche hier eher um Akrobatik, Höchstleistung, die deshalb auch vor den Augen eines staunenden Publikums zelebriert wird. Kochen und Essen sind ganz zweitrangig, vordergründig ist die Sensation — und oft der Schock, für den auch auf Scheußlichkeiten nicht verzichtet wird.

Ein Abendmahl gerät hier leicht zur Nacht der langen Messer, die immens geschickt vor Augen des Gastes gewetzt werden, in halsbrecherischem Tempo erst noch schlachten, bevor sie zerkleinern. Zu essen gibt es erst, wenn einem der Hunger längst vergangen ist, ob der für europäische Augen recht geschmacklosen Zubereitung der trotzdem schmackhaften Gerichte.

Diese Küche ist ehrlich bis zur Brutalität — wie der Japaner eben auch. Sie ist bei aller schmutzigen Arbeit absolut reinlich und bringt in vielem die Gegensätze hart aufeinander, dem japanischen Wesen entsprechend. Falls dem erschreckten Europäer die Verdauung angesichts der rohen Tatsachen nicht ganz gelingen sollte und vor Schreck einige Winde entweichen, so bleibt ihm der Trost, selbst hiermit in der japanischen Tradition bestens aufgehoben zu sein — handelt es sich doch, selbst bei den Kamikaze, um göttliche Winde.

i) Automatengängiges Schnellfutter

Die USA sind ein Schmelztiegel der Nationalitäten, und die Frage ist: Wen soll man verantwortlich machen für das, was die Amerikaner »Küche« nennen? Von Eßkultur spricht ehrlicherweise niemand, es gäbe auch nichts zu besprechen. »Zeit ist Geld« ist die gängige Devise, und da bleibt für Genuß nicht viel übrig.

Fast Food (Schnellfutter) ist das Ergebnis eines intensiven Ausleseverfahrens, bei dem von allen Nationalküchen das Bekömmlichste und Schmackhafteste aussortiert und beiseite gelegt wurde. Übrig bleiben in Einwegplastikcontainer verpackte Hühnerwürfel, sogenannte Chicken nuggets, Hot dogs, an denen garantiert nichts heiß ist, oder eben Hamburger, eine fettige Hackfleischscheibe und Beleidigung für alle menschlichen Hamburger zwischen zwei hochelastischen Weißbrotscheiben, die wiederum eine Beleidigung jeder Brotkultur darstellen. Als Zutat kommen praktisch nur French fries, nämlich Pommes frites, in Frage, die sich durch ihre Amerikanisierung in keiner Weise verbessern konnten.

Die ganze Verantwortung für das Desaster dem schottischen Clan der McDonalds in die Schuhe zu schieben ist sicher nicht gerecht, wobei die schottische Sparsamkeit mit der puritanischen Grundstimmung schon eine geschmacklose Ehe geschlossen hat. Kein Bewußtsein, kein Geschmack, keine Zeit — und vorverdaute Einheitsnahrung plus ein paar Vitaminpillen und Spurenelemente aus der Tube. Es sollte die Amerikaner nicht wundern, daß Gott bei Lage der Dinge lieber in Frankreich lebt als in seinem eigenen Land. Vielleicht sollte man zur Ehrenrettung der Amerikaner noch erwähnen, daß sie eben alle, und zwar über fünfzig Sterne in ihrer Fahne haben und daher für die Küche natürlich nichts übrigbleiben konnte.

k) Von den internationalen Schattenseiten zu deutschen Klopsen

Nun dürfte es dem aufmerksamen Koster schon aufgefallen sein, daß besonders die Schattenseiten der jeweiligen Küchen aufs Korn genommen wurden, unter anderem weil es an denen am besten und schnellsten gelingt, Muster sichtbar zu machen. Jede, auch nationale, Lieblingsspeise bekommt aber nur dann Symptomcharakter, wenn sie wirklich zur beherrschenden Nahrung wird, beispielsweise wenn diese auf Auslandsreisen besonders mitgeführt werden muß, weil man nicht auf sie verzichten kann.

So könnten wir natürlich noch viele Länder bereisen, die blutigen Steaksitten Südamerikas der koscheren jüdischen Küche gegenüberstellen, die wie im Leben Männliches und Weibliches strikt trennt und jeden Blutstropfen aus dem Essen und dem Leben zu halten versucht. Wir könnten die bunte brasilianische Völkermischung mit ihren ebenso bunten Sitten, ihre Magie und Zauberei in ihrem nationalen Eintopfgericht, einem wahren Hexengebräu voller Schweineohren und ähnlicher Accessoires, wiederfinden. Könnten auf dem Balkan erleben, wie verschiedenste Völker gemeinsam mit grenzüberschreitenden Wolken von Knoblauchgeruch der Vampirplage trotzen, wie die Schweizer Heidis sich an ihren unvergleichlichen Schoki-Produkten laben, und könnten natürlich auch über die einheimische Küche mit ihren Knödeln, Klopsen und Würsten einiges sagen.

Aber was soll man da andererseits noch sagen? Bei den genannten Speisen ist es ja nicht ganz einfach, dahinter zu schauen, alles ist undurchsichtig, vieles ineinander vermengt und eben verwurstet und anschließend noch mit dicken Saucen überzogen. Wir Deutschen lassen uns nicht so gern in den Kochtopf schauen, möglicherweise haben wir etwas zu verbergen. In Klopsen, Knödeln und Würsten läßt sich ja allerhand unterbringen. Bisher war es den Deutschen recht Wurscht, was in ihrer Wurst war, in jüngster Zeit aber will man einiges, wie Hormone und Antibiotika, nicht mehr darin haben. Es sollte eben auch alles sauber sein und seine Ordnung haben, und Medikamente gehören nun einmal nicht in den Fleischerladen, sondern in die Apotheke.

5. Esse-n und Bewußtsein

Der Zusammenhang zwischen der Nahrung und dem eigenen Sein (lat. *esse* = »sein«) ist auch im Einzelfall noch sehr offensichtlich. Wer etwa im Geld schwimmt, kann sich auch im luxuriösen Essen und Trinken baden, wer dagegen mit harter körperlicher Arbeit seinen Lebensunterhalt im Schweiße seines Angesichts verdient, ist auf entsprechend kräftiges Essen angewiesen. Seine Nahrung muß in erster Linie die verbrauchten Kräfte regenerieren, und das ist mit Luxushäppchen kaum zu schaffen.

So unterscheidet sich etwa schon das Essen von Stadt und Land meist generell. Während man auf dem Lande noch auf *anständige* Mahlzeiten setzt, empfindet der typische Städter diese schon fast als unanständig, ist er doch gewöhnt, mit *halben Portionen abgespeist* zu werden. Kein Wunder, daß die Landleute die Städter selbst oft als solche empfinden. So prägt jede Landschaft ihre Menschen und bestimmt ganz automatisch ihren Speisezettel. In heißen Gegenden etwa wird das Essen natürlich frischer und flüssigkeitsreicher ausfallen als in kühlen Bereichen, wo eben auf guten Brennstoff gesetzt werden muß. Eskimos würden unter typisch mediterraner Nahrung ebenso zu leiden haben wie die Mittelmeervölker unter der fettreichen Eskimodiät.

An solchen Extremfällen kann man sich auch vorstellen, daß eine radikale Ernährungsumstellung nicht nur ihre Auswirkung auf die körperliche Gesundheit, sondern auch auf das seelische Gleichgewicht hätte. Tatsächlich sind entsprechend tragische Beispiele aus der Geschichte bekannt. Solange etwa die Indianer an ihrem eigenen Lebensstil festhielten, konnten sie auch ihre, gemessen an den weißen Eindringlingen, hohen ethischen Standards mühelos bewahren. Als sie hingegen Lebens- und vor allem Trinkgewohnheiten der Eroberer übernahmen, ging es mit Kultur und Charakter gleichermaßen bergab.

Das vielleicht eindrucksvollste Beispiel treffen wir im Himalaja. Solange die Hunzas das völlig abgeschiedene Leben eines Bergvolkes in dieser äußerst kargen Region fristeten, waren sie ein moralisch vollkommen integres und ehrliches Volk. Jedes Frühjahr ging ihnen die Nahrung aus, und eine natürliche Fastenperiode war die für Körper, Seele und Geist gesunde Folge. Ab dem Moment, wo sie durch eine moderne Straße an die Zivilisation und deren ausreichende, aber minderwertige Ernährung Anschluß »gewannen«, verfielen Gesundheit und Moral gleichermaßen. Hatte es vorher überhaupt keine Kriminalität gegeben, hielt diese nunmehr unerbittlich Einzug. Die Verbundenheit der Menschen untereinander und ihre vorher unbedingte Solidarität wurden untergraben, die spirituellen Werte verloren an Bedeutung.

Der amerikanische Zahnarzt Price stellte auf seinen Expeditionen zu Anfang unseres Jahrhunderts das gleiche fest: Während jene Naturvölker, die die bewährte Kost ihrer Vorfahren beibehalten hatten, zumeist liebenswert heiter und ausgesucht gastfreundlich waren, *brachte* die Angleichung an unsere Zivilisationsnahrung bereits nach wenigen Jahren körperliche und seelische Verfallserscheinungen *mit sich*. Berechnende und launische Charakterzüge gewannen die Oberhand.

Betrachtet man noch einige ähnliche Beispiele, kann man sich des Eindrucks nicht erwehren, daß ein deutlicher Zusammenhang zwischen entarteter Nahrung und entsprechendem Bewußtsein besteht; wo hingegen der eigenen Natur gemäße Ernährung vorherrscht, bestimmen wahrhaft zivile Umgangsformen das Leben der Menschen. In Wirklichkeit ist es ja eine zwar deprimierende, aber doch eine Binsenweisheit, daß unsere Zivilisation, auf die wir so stolz sind, tatsächlich eher den Gegenpol fördert, nämlich militärische Auseinandersetzung und kriminelles Bewußtsein.

Der Schritt, solche Erkenntnisse auf das eigene Lebens- und Essensmuster zu übertragen, ist sicherlich ebenso ungewohnt wie schwierig. Andererseits ist im kleinen genauso richtig und wichtig, was sich im großen Maßstab erwiesen hat. Wer würde schon bezweifeln, daß er sich mit fetter, fleischreicher Nahrung schwerer fühlt als mit leichter, pflanzlicher Kost. Kaum jemand würde seine Meditationswoche mit üppigem Essen belasten. Und viele Menschen spüren noch, daß die Nahrung eines Tigers (viel Fleisch) sie eher aggressiv, die eines Schafes (viel Gemüse) eher lammfromm sein läßt. Wer viel Überflüssiges ißt, wird auch viel Überflüssiges tun (müssen), schon um nicht zu fett zu werden und auch weil er es sich leisten kann.

Man ist, *was* man ißt, und man ist, *wie* man ißt.

VIII Das eigene Muster mustern

Solche Muster bei sich zu erkennen ist eine Sache, diese zu ändern eine ganz andere und erst einmal gar nicht unsere. Es ist schon sehr viel, ein ehrliches Bild von sich und seinem Muster zu gewinnen, und wo es gelingt, ist viel gewonnen. Oft ist man selbst damit überfordert und hat fremde Hilfe nötig. Aufgrund der Eigenblindheit kann man alles besser durchschauen als ausgerechnet sich selbst. Die Eigenblindheit ist meist sogar so groß, daß man nicht einmal ihr Wirken erkennt. In diesem Fall bewährt sich ein Austausch. Da man bei anderen viel besser durchblickt, ist es hilfreich, sich an einen Außenstehenden zu wenden, der einem nahesteht, und sich von ihm das eigene Eßmuster beschreiben zu lassen. Was ihm auffällt, ist sicher auffällig, was ihm aufstößt, vielleicht anstößig und damit geeignet, uns wichtige Anstöße zu geben. Man wird sich selbst z. B. kaum als Schlinger empfinden, den anderen fällt das aber sofort auf.

Viel über das eigene Essensmuster läßt sich auch ergründen, wenn wir unsere Vorlieben für andere, fremde Küchen ausleuchten. Welche Gegend, welcher Genußstil zieht uns besonders an? Eine kulinarische Phantasieweltreise kann hier Aufschluß geben. Die Vorliebe für Fleisch, Pudding oder Ballaststoffe ist noch leichter zu deuten. Für die Essensmanieren und das ganze Wie des Essens sind ein, besser sogar mehrere Ratgeber hilfreich. Noch notwendiger werden diese, wenn es darum geht, die seelischen Muster zu entschlüsseln, für die das Essen oder auch das Nichtessen Ersatz geworden ist. Um etwa alte Erziehungsmuster im Eßverhalten aufzuspüren, bewährt sich ein Familienmitglied, ein Leidensgenosse von damals besonders. Hier wäre allerdings wieder vor der allgegenwärtigen

Projektionslust und Schuldverteilung zu warnen. Was immer wir zutage fördern, ist unser Bier. Insofern ist ein Geschwister als »Not-Wender« meist geeigneter als ein Elternteil; aber auch gemeinsames geschwisterliches Schimpfen und Lästern wird einem nur selbst zur Last, einzig Selbsterkenntnis ist gefragt. Schließlich ist auch das zu diesem Buch gehörende Kassettenprogramm * geeignet, diesen ersten und wichtigsten Schritt zu gehen. Die A-Seite der Kassette beschäftigt sich ausschließlich mit der Durchleuchtung und Durchlebung des jetzigen Essensmusters, der Erkenntnis seiner Vor- und Nachteile und, ganz entscheidend, dem Akzeptieren dieser Situation. Wer A sagt, muß natürlich auch B sagen, doch zur B-Seite und der Umsetzung der gewonnenen Erkenntnisse in den Aufbau eines neuen Musters später.

1. Von Spiegelfechtereien und Waagebetrug

Das Verhältnis sehr vieler Übergewichtiger zur Realität ihres Gewichts ist erheblich getrübt und deutlich von Wunschdenken geprägt. Vieles kommt hier zusammen — von dem bei Übergewichtigen gefundenen höheren Angstniveau, dem geringeren Selbstbewußtsein bis zur eingeschränkten Wahrheitsliebe. Das Muster, das dem Übergewicht zugrunde liegt, und das Übergewicht selbst gehen hier eine unheilige Allianz ein. Die Flucht ins Fett ist ja schon ein Ausweichen vor der Realität, und das so angefutterte Fett macht das Annehmen der neuen dicken Situation auch nicht leichter. So beginnt nicht selten ein Teufelskreis, aus dem es scheinbar kein Entrinnen mehr gibt. Die Unehrlichkeit kann dabei auf zwei Ebenen ablaufen. Allgemein bekannt sind entsprechende Aussagen Dicker: »Ich esse kaum etwas und nehme doch ständig zu!« Oder: »Bei mir

* Kassette: Gewichtsprobleme. Edition Neptun.

hilft einfach nichts, ich brauche nur ein Stück Kuchen anzusehen, schon habe ich das Pfund drauf!« Oft wissen diese Dicken trotz herzzerreißender Beteuerung sehr wohl, wo der Hase im Pfeffer liegt. Die Knabbermischungen zwischendurch oder die Flut der süßen Säfte werden stillschweigend übersehen. Diese Dicken kennen ihr wahres Gewicht, auch wenn sie es nie angeben würden, sondern mit geschönten Zahlen aufwarten oder es vorziehen, von ihrem Knochenbau oder ererbter Konstitution zu plaudern.

Gravierender wird das Ganze, wenn die Betroffenen anfangen, ihre Ausreden und »Notlügen« selbst zu glauben. Das geht dann bis zu eigenartigen Wiegemanövern, wo hilflose Waagen präpariert werden durch schiefes Aufstellen oder gar schnödes Verstellen der Nullanzeige. Manche wollen auch sich und der Waage das Ganze nicht zumuten und stützen sich leicht ab zur eigenen und zur Erleichterung der Waage. Dann werden fremde Waagen natürlich gemieden wie die Pest oder heftig der Falschanzeige bezichtigt. Denn diese Falschspieler unter den Gewichtigen haben eine fast süchtige Beziehung zu Waagen. Jede stellt eine Herausforderung dar und wirft die Frage auf, ob man es *wagen* soll, das eigene *Gewicht* mit diesem neuerlichen Gegner zu *messen*. Auf diese Art und Weise bekommen die Waagen natürlich eine seltsame Macht über das eigene Leben. Sie zeigen bald nicht nur das Gewicht, sondern auch die Stimmung an — je höher die Anzeige, um so tiefer die Stimmung und umgekehrt. Ist man sich selbst so wenig *gewogen*, daß man es überhaupt nicht wagen kann, sich zu wiegen, ist das Problem natürlich genauso offensichtlich.

Wir haben hier eine typische Situation vor uns. Jedes unbewältigte Problem neigt dazu, *übergewichtig* zu werden. Wenn wir in der Volksschule nicht lesen und schreiben lernen, bleiben wir zeitlebens an diesem Thema hängen. Analphabetismus wird unser Problem, und im Erwachsenenalter wird sich alles darum drehen. Haben wir es aber gelernt, wird uns der Bereich schnell zur Selbstverständlichkeit, und wir können die Probleme eines Analphabeten kaum noch nachvollziehen. Ganz analog verhält es sich auch mit allen anderen Problemen. Wer das Gewichtsthema gemeistert hat, wird kaum nachvollziehen können, daß manche Menschen ihr ganzes Leben rund um die Waage organisieren müssen. Wer aber von der Waage abhängig geworden ist, hat keine andere Chance, als das Problem zu (er-)lösen, will er je wieder frei werden und sich anderen Themen widmen.

Genauso *dick* kommt es von dem Spiegel, und vielleicht hat das Wort »Spiegelfechterei« hier seine zweite Wurzel. Nicht wenige Dicke fechten nämlich so manchen Strauß vor bzw. mit ihrem Spiegel aus. Einige treten überhaupt nur in entsprechendem Ritualgewand vor ihn hin: ganz in Schwarz oder längsgestreift, weil das schlank macht. Die Krönung der Selbstbespiegelung ermöglichen jene Spezialanfertigungen, die, leicht gebogen, eine Traumfigur vorspiegeln. Solche Spezialspiegel findet man ansonsten nur auf dem Rummelplatz, und da gehören sie wohl auch hin.

Eine andere weitverbreitete Spiegelfechterei betrifft Kleidung und Spiegel gleichermaßen. Nicht wenige Übergewichtige neigen dazu, ihre Kleidung viel zu knapp zu kaufen — in illusionärer Verkennung ihrer wirklichen Figur. So erreichen sie das Gegenteil und machen eine betont ungünstige Figur. Über die Polster und Pölsterchen gespannte Stoffflächen heben das Überflüssige noch besonders hervor und zeigen in draller Spannung, wo die Probleme sitzen. Aus diesem Dilemma entwickeln manche Dicke eine Doppelstrategie in ihrem Kleiderschrank. Alles, was sie mit Herz und Engagement modisch und teuer gekauft haben, wird fein säuberlich für die (schlankere) Zukunft abgehängt. Für den (zu dicken) Augenblick haben sie dann noch einige sackförmige Textilien, die sie notgedrungen tragen, aber nur bis zum schlanken Tage X. Dieser Tag X ist Ausdruck der gesammelten Hoffnungen, die, auf die Zukunft projiziert, oft niemals (wie auch die schlanken Kleider) zum Tragen kommen. In solch einem Fall wird besonders *deut*lich, daß das ganze Leben in der Zukunft stattfinden soll, und da man in der Zukunft nicht wirklich leben kann, eben gar nicht stattfindet.

Um aus dieser unlebbaren Situation herauszufinden, ist zuerst und vor allem Ehrlichkeit zu sich selbst notwendig und durch nichts zu ersetzen. Es gilt, zu erkennen, daß man sich selbst nicht gewogen ist, solange man soviel wiegt. All die eigenen Beteuerungen und die wohlmeinenden Bezeugungen wohlmeinender Freunde, daß es gar nicht so schlimm sei, helfen da letztlich nichts. Solange man es selbst als schlimm empfindet, ist es nun einmal schlimm. Wahrscheinlich ist »es« in Wirklichkeit überhaupt nicht schlimm, aber das nützt so lange nichts, wie man sich tief drinnen, *aufgrund* des eigenen Musters, verurteilt. Der erste Schritt zur Ehrlichkeit wäre demnach, sich Rechenschaft darüber abzulegen, wie sehr man in Abhängigkeit von Spiegel, Waage und Kleidermode geraten ist. Und dann eine ehrliche Bilanz zu ziehen: Wieviel wiege ich wirklich? Was für eine Figur mache ich vor dem Spiegel? In meinen Kleidern?

Falls man von der Waage- und Spiegelproblematik betroffen ist, spielt das »Wie« eine geringere Rolle. Gieriges Suchen oder ängstliches Meiden sind die beiden Seiten derselben Medaille. In dieser *verfahrenen* Situation hilft nur, sich einzugestehen, daß man sich verfahren hat und der einzige Ausweg aus dem Dilemma über den Weg der Ehrlichkeit führt. Nur wenn Waage und Spiegel ihre ver*rückte* Existenz als Lust- und Folterwerkzeug verlieren und wieder zu normalen Haushaltsgeräten werden, kann sich der Lebensweg in normale Bahnen zurückbewegen. Spiegel und Waage sind dann sogar ideale Hilfsmittel, um zu ehrlichen Bildern und Ergebnissen zu kommen. Wer ihnen Eigenleben bis hin zu böser Absicht, schlechte Funktion bis zur Gemeinheit unterstellt, ist mit Sicherheit auf dem Irrweg der Projektion.

Eine kurze Meditation über die bisherigen »Feinde« Spiegel oder Waage kann offenbaren, was für harmlose, ja hilfreiche Genossen diese sein können. Die Waage begleitet uns ja schon von Anfang an. Eine der ersten Handlungen der Hebamme, nachdem wir gerade erst angekommen sind, besteht im Wiegen. Größe und Gewicht sind unsere ersten persönlichen Daten, und viele Menschen erinnern sich ihrer zeitlebens. Auch nach diesem ersten Waageritual bleibt das Wiegen von zentraler Bedeutung. Nicht selten wird das Neugeborene in eine *Wiege* gelegt, auf alle Fälle wird es von der Mutter gewiegt. Und ausnahmslos jedes Baby genießt diese wiegenden Bewegungen um die eine Mitte, sind sie doch noch aus der Zeit im Mutterleib vertraut. Kinder, denen das Leben weniger *gewogen* ist und die nicht genügend Zuwendung durch wiegende Arme bekommen, verschaffen sich dieses Gefühl selbst durch unendliche rhythmisch schaukelnde Bewegungen des Oberkörpers.

Anfangs war also das Wiegen durchaus angenehm. Die ursprüngliche Waage mit ihren beiden Schalen am gemeinsamen Waagebalken war sogar ausgesprochen bekannt als Gerät der Gerechtigkeit. Die Dame Justitia, der die Rechtsprechung oblag, bekam die Waage zum Symbol. Noch heute ist die Waage solch ein unbestechliches und ehrliches Gerät, auch wenn sie das in ihren modernen Versionen nicht mehr so ohne weiteres zeigt. Die alte Waage war ein analog arbeitendes Gerät. Sie zeigte Ausgleich in der Mitte, wenn die Gewichte beider Waagschalen einander entsprachen (= analog waren). Moderne Digitalwaagen zeigen uns nur noch Zahlen. Der Analogprozeß läuft aber trotzdem weiter ab, ist nur in unser Gehirn zurückverlegt. Die Anzeige 100 Kilogramm oder 2 Zentner löst ein entsprechendes Bild in uns aus. An dieses Bild erst sind die entsprechenden Emotionen geknüpft.

Genauso analog und ehrlich arbeitet der Spiegel, sofern wir nicht absichtlich daran drehen. Spiegel, Waage und selbst

Mode sind für uns da, um uns das Leben leichter und schöner zu machen. Sofern sie sich ins Gegenteil verkehrt haben, ist es an uns, hier wieder für Ordnung zu sorgen und sie in ihrem ursprünglichen Sinn zu be*nutzen*, so daß wir wirklich wieder Nutzen daraus ziehen können.

2. Dicke Muster

Vor allem das Spieglein an der Wand kann uns helfen, das Bild, das wir von uns haben, zurechtzurücken. Wir brauchen es nur zu benutzen, allerdings auf die Gefahr hin, daß wir im Moment noch nicht als die/der Schönste im Land erscheinen. Wenn wir uns statt in Nadelstreifen im Adamskostüm dem ehrlichen Urteil unseres magischen Spiegleins stellen, mag so manches *deut*lich werden, und einiger dieser unübersehbaren *Deut*lichkeiten wollen wir uns nun deutend annehmen.

a) Das Bäuchlein und seine Spielarten

Es kennt die verschiedensten Ausprägungen vom Spitz- über den Trommel- bis zum Hängebauch. Wir wollen uns hier zuerst seiner runden Urform annehmen, die am klassischsten am männlichen Körper zutage tritt. »Ein voller Bauch beruhigt«, weiß die Volksmedizin. Ein dicker Bauch ist folglich Ausdruck einer gewissermaßen dauerhaft beruhigten Situation. Man(n) hat seine Speicher voll, es kann nichts passieren. Ja man könnte es sich physisch leisten, einen längeren Winterschlaf anzutreten, die Vorräte wären ausreichend. Insofern haben wir hier eine Aktion »Eichhörnchen« am eigenen Leibe vor uns. »Die Firma ist mehr als gesund, es konnten erfreuliche Reserven erwirtschaftet werden«, würde es auf rein wirtschaftlicher Ebene heißen. Soweit die vordergründige Betrachtung.

Da der Körper aber auch Bühne für die Programme der Seele

ist, wird er neben der reinen Spiegelung seelischer Themen auch zur Kompensation benutzt bzw. mißbraucht. Wo es etwa nicht gelungen ist, auf anderen Ebenen entsprechenden Raum einzunehmen und Reserven zu bilden, muß der Körper stellvertretend herhalten. Er muß nun jene beruhigende Fülle leben, die auf sinnvolleren Ebenen zu erringen der Bauchbesitzer nicht schafft. *Gravierender* wird das Ganze natürlich, wenn der Bauchträger tatsächlich anfängt, schwer an der Last seines Bauches zu tragen, wenn er sich gar nur noch unter dessen Gewicht daherschleppt. Wir haben es dann offenbar mit dem Hängebauch zu tun, der an seinem Besitzer hängt wie der berüchtigte Mühlstein am Halse. Dieser Bauchladen enthält, was immer seinem Besitzer in der Vergangenheit zu essen wichtig war. Hätte er anstatt körperlich mehr geistig und seelisch integriert, würde er sich jetzt natürlich *leichter* tun. So hingegen trägt er schwer an sich und muß sogar sein Gehen und Handeln entsprechend verändern. Deutlich nach hinten gelehnt, schiebt er den *mächt*igen Bauch vor sich her, seinen Betrachtern damit Macht und Ohnmacht gleichermaßen signalisierend. In dieser Haltung liegt sicherlich eine gehörige Portion Stolz, wie man ihn ja auch der Schwangeren ansieht, die gewichtsmäßig in einer ähnlichen Situation lebt. Bleibt nur die Frage: Worauf ist unser Hängebauchträger stolz? Womit geht er schwanger? Falls es nur die eigene Ge*wichtigkeit* ist, verwendet hier die respektlose Mundart den Ausdruck »Hängebauchschwein«, wobei man sich immer daran erinnern sollte, daß sowohl die tierische wie auch die menschliche Variante ihre Gründe für diese Lebensform hat.

Auf jeden Fall wäre die Fülle des Geistes, des Ansehens und des Bankkontos offensichtlich leichter zu (er)tragen. Besitz war in den Anfängen der Menschheit sicherlich das, worauf der Mensch sitzen und was er mit sich herumtragen konnte. Damals litten die Menschen allerdings eher an Untergewicht. In unserer Überflußgesellschaft ist diese Form physischen Besit-

zes offensichtlich von der Entwicklung überholt und erhält, so gesehen, den Charakter einer Regression.
Manchmal besteht ein Bauch allerdings gar nicht aus gediegenem Fett, sondern ist voller Luft und nähert sich dem sogenannten »Trommelbauch«. Auch die Trommel enthält ja nichts als Luft, nur hat die Luft hier die sinnvolle Funktion, entsprechend volle Töne zu produzieren. Der aufgeblähte Trommelbauch gibt ebenfalls Töne von sich, deren Sinn ebenso ein*deut*ig ist, nämlich dem aufgeblasenen Besitzer *Erleichterung* zu verschaffen, ihm zu helfen, *Dampf abzulassen*. Was in der Deutung viel Sinn macht, ist für den Besitzer aber eher unangenehm, denn soviel Ehrlichkeit ist gesellschaftlich nicht gefragt und gilt im Gegenteil als *anrüchig*. Auch hier macht das Symptom überaus ehrlich: Besteht im einen Fall die eigene Ge*wichtigkeit* vor allem aus Fett, steckt im anderen gar nur Luft dahinter. Solche aufgeblasene Würde ist ständig in Gefahr, wie ein Luftballon zu platzen.
Hinter dem niedlichen Ausdruck Bäuchlein steckt manchmal auch das, was unsensible Mediziner eine *Fettschürze* nennen. Die Funktion einer Schürze liegt auf der Hand. Sie soll schützen und verdecken. Was sie schützen und verdecken soll, liegt natürlich immer direkt unter der Schürze, in unserem Fall also die Geschlechtsorgane beiderlei Couleur. Ein schlaffes Bindegewebe muß hier *erschwerend* hinzukommen, wie es typisch für Menschen ist, die sich nicht stellen. In unsrem Fall werden sie sich ihrer Geschlechtlichkeit und dem Thema Sexualität nicht stellen, sondern über beides den Mantel bzw. die Schürze des Fettes breiten.

b) Voluminöse Durchsetzungsfähigkeit

Um sich im Leben durchzusetzen, bedarf es gewichtiger Argumente, eines brillanten Kopfes und gegebenenfalls der Ellbogen — dieser heute vor allem im übertragenen Sinne. Wer sich nun nicht durchzusetzen versteht, wird das Thema in den Schatten drängen, aus dem es dann wieder auftaucht, um sich im Körper zu zeigen. Der Ort des betreffenden Schauspiels im Körper ist natürlich jener, mit dem man sich setzt, eben das Gesäß. Ein entsprechend mächtiges Gesäß wird sich ganz anders durchsetzen als ein zierliches und auch einen entsprechend größeren Eindruck hinterlassen — natürlich auch wieder nur auf der materiellen Ebene. Wohl weil Durchsetzung so ein wichtiges Thema ist, hat der betreffende Körperteil auch den Ehrennamen »Allerwertester«.*

Wenn es einmal mit der Durchsetzung ganz besonders hapert und man den kürzeren zieht, kann es geschehen, daß es die fälligen Hiebe gerade auf diesen Allerwertesten setzt. Der brennende Schmerz zeigt dann noch lange an, wo das Problem sitzt und daß man darauf sitzt, anstatt sich durchzusetzen. Offensichtlich ist der allerwerteste Teil des Menschen in der heutigen Zeit sein Kopf. Wenn der Volksmund ironisch den Hintern so bezeichnet, zeigt sich auch hier wieder sein tiefes Verständnis für Zusammenhänge des menschlichen Wesens. Manchen ist eben ihr *Sitzfleisch* wichtiger als gewichtige Gedanken, sie zeigen solchermaßen an, daß sie fest sitzen. Nun kann man festsitzen im Sinne von Blockiertsein, aber auch fest im Sattel sitzen. »Fest im Sattel« sitzt man allerdings wieder hauptsächlich im übertragenen Sinne, ein dicker Hintern ist dabei eher hinderlich, deutet mehr auf Festsitzen hin.

c) Mit Muskelpaketen zur Männlichkeit — in Reithosen zur Weiblichkeit

Eine körperliche Betonung des Hinterns zeigt immer auch eine Gewichtsverlagerung nach unten. Archetypischerweise ist der untere Pol im weiblichen Körper betont, wohingegen der Schwerpunkt des männlichen Körpers im oberen Pol, in einer

* Möglicherweise spielt hier allerdings auch hinein, daß der Ausführungsgang aus der Unterwelt zwischen den Pobacken endet. In der Unterwelt aber herrscht Pluton, der Reiche, über die Schätze der Tiefe.

mächtigen Brust und Schulterpartie, liegt. Kommt es nun auf körperlicher Ebene zu einer besonders auffälligen Betonung dieses archetypischen Musters, liegt der Verdacht nahe, daß es sich hier wieder um die Kompensation seelisch-geistiger Unzulänglichkeiten handelt. Bekannt ist, daß in muskelbepackten Bodybuilderfiguren meist Hasenfüße wohnen, die sich ihrer Männlichkeit gerade nicht sicher sein können. Der Körper macht wieder ehrlich. Er zeigt das Thema »Männlichkeit«, die Lernaufgabe.

Ist dagegen der weibliche Pol besonders betont — mit gewaltigem Becken, entsprechendem Po und Schenkeln —, gilt natürlich dasselbe. Auch hier ist der Körper ehrlich und zeigt das Thema, das ansteht: Weiblichkeit. Ihre Überbetonung im Körper läßt darauf schließen, daß sie im Seelischen zu kurz kommt. Seelisch gelebte Weiblichkeit kann sich körperlich leicht in Grenzen halten. Natürlich gibt es auch in diesem Fall wieder die Möglichkeit, daß es sich nicht um Kompensation, sondern um eine harmonische Spiegelung nach dem Motto »Wie innen, so außen« handelt. Für diese Frauen wird aber die körperliche Üppigkeit keinerlei Leid bedeuten und meist auch die obere Körperhälfte, etwa die Brüste, mit einschließen.

Bei dem von seinen Besitzerinnen meist gehaßten »Reithosenphänomen« finden wir dagegen eine strikte Ablehnung der betonten Lernaufgabe. Die ehrlichen Hinweise des Körpers werden hier als extrem peinlich empfunden. Frau möchte gerade nichts mit dem Weiblichen zu tun haben und reagiert abweisend und ungehalten auf seine unübersehbaren An*deutungen*. Wie wichtig dem Gesamtorganismus diese Hinweise aber sind, zeigen lange »Diäten«. Ganz im Gegensatz zu den Intentionen der Hungernden wird der Körper darauf achten, gerade die besonders beanstandeten Polster, jene Reithose aus Fett, zu erhalten. Er braucht sie, um seine Botschaft auszudrücken. Erst wenn sie angenommen, der Inhalt des Telegramms verstanden worden ist, werden das Stück Papier bzw. die Fettpolster überflüssig.

d) Schwerwiegende Mütterlichkeit

In diesem Zusammenhang ein Organ wie die weibliche Brust abzuhandeln, öffnet Mißverständnissen Tür und Tor. Es aber nicht zu tun, ist angesichts seiner Wichtigkeit und der daran geknüpften Probleme ebenfalls unsinnig. Der entscheidende Unterschied liegt darin, daß die weiblichen Brüste (der Busen ist eigentlich nur der leere Raum dazwischen) von ihrer Bestimmung her zu einem hohen Anteil aus Fettgewebe bestehen, in dem das Milchdrüsenorgan eingebettet ist. Eine große Brust signalisiert also auf äußerst natürliche Weise eine große Fähigkeit zu nähren und damit Mütterlichkeit. Zum Problem kann sie nur werden, wenn die innere Bereitschaft dazu fehlt bzw. unterdrückt wird. Genauso kann eine kleine Brust nur zum Thema werden, wenn ein größerer Anspruch an nährende Mütterlichkeit demonstriert werden soll. Und hier ist das Ziel der Demonstration fast immer der Mann, denn dem Baby reicht die Brustgröße ja immer.

Daß dieser zur lustvollen Ernährung und zum Nähren der Lust gleichermaßen geeignete Bereich zum Problemfeld werden konnte, verdanken wir verschiedenen Zeitströmungen. Bezeichnend ist schon die bis in die Sprache gedrungene Verwechslung von Brust und Busen. Es geht heute primär um die äußere Wirkung, eben Busen bzw. Dekolleté. Die innere Funktion, die Brust, ist dagegen zweitrangig. Da Bios, das Leben, sich weder um die schnell zwischen Kurvenstar und Bügelbrett wechselnden Modeströmungen kümmert noch um die neurotischen Verbiegungen entsprechender Liebhaber, ist hier ein weites Feld für Leid der gegensätzlichsten Art entstanden. Wo immer aber gelitten wird, wird das Normalste und Gesündeste zum Symptom. Wenn sich etwa eine Frau mit großer, schöner Brust dieselbe mit ärztlicher »Hilfe« verkleinern lassen will, weil ihr Partner sich eigentlich noch gar nicht an eine richtige Frau herantraut und lieber einen flachbrüstigen Knaben hätte, haben wir ein Symptom vor uns. Angenommen, sie gibt seiner

Neurose nach — und er macht in der folgenden Zeit doch noch ein paar Entwicklungsschritte und steht plötzlich auf »vollbusig«. Hier wird neurotische Entwicklung offensichtlich zum Symptomproduzenten, die kosmetische Chirurgie zu dessen Erfüllungsgehilfen. Beim Schönheitsdiktat der Mode ist der Zusammenhang noch deutlicher. Bios, das Leben, kann solchen Zeitströmungen nur sehr langsam folgen. Sein Zeitmaß sind die Generationen, während die Haute Couture in Halbjahresschichten, zwischen Frühling und Herbst, Neues bieten muß.

Selbst in solchen Situationen, wo das Leid scheinbar so offensichtlich von außen kommt, wird es wichtig, nicht zu projizieren. Das Außen kann uns immer nur dann tangieren, wenn wir eine Beziehung zum Thema haben. Der neurotischste Mann, die verrückteste Mode sind niemals schuld. Lernen und wachsen können wir nur, indem wir unsere Affinität zum jeweiligen Spleen erkennen und die Verantwortung dafür bei uns suchen. Wenn sich eine Frau der von ihrer Brust vermittelten Mütterlichkeit nicht gewachsen fühlt, ist es ihr Thema und ihr Problem sowohl bei Überfülle als auch bei scheinbarem Mangel. Daß auch in diesem Bereich das Kompensationsmodell zum Tragen kommen kann, zeigt der Busenkult in den USA. Hier wird heute schon mit Psychotherapiemethoden wie Suggestionen erfolgreiche Busenvergrößerung betrieben.

e) Fette Accessoires

Dem Hüftspeck, auch »Rettungsring« oder »Schwimmreifen« genannt, waren wir schon begegnet. In seiner rettenden Eigenschaft läßt er vor allem mit dem »gesellschaftlichen Untergang« ringende Männer oben schwimmen. Das Doppelkinn signalisiert den nicht realisierten und deshalb in den Körper gesunkenen Anspruch auf doppelte Durchsetzungsfähigkeit. Es deutet auch gleich die Perspektive dieses rein körperlichen Weges an, auf dem schlußendlich aller Wille im Fett versinkt. Daß die Betreffenden den Hals eigentlich nicht voll genug kriegen können und dazu neigen würden, sich aufzuplustern, ist offensichtlich und auch unüberhörbar in der Mundartvariante »Blähhals«. Der Ausdruck »Hamsterbacken« spricht für sich selbst und bedarf keiner weiteren Deutung; außer vielleicht dem Hinweis, daß die betreffenden Hamster dazu neigen, auch an allen möglichen anderen Ecken und Enden ihre Vorräte anzusammeln, so daß zu guter Letzt bei ihnen gar keine Ecken mehr übrigbleiben.

Ganz in der Nähe liegt der feiste »Fettnacken«, der gerade dort, wo der Stier sein Joch trägt und größte Kraft braucht, mit weichem Fett anzeigt, daß sein Besitzer kaum in der Lage ist, einen schweren Karren zu ziehen, geschweige denn den eigenen Karren aus dem Dreck zu ziehen, wenn er *festsitzt*. Statt der kraftstrotzenden Sturheit des Stieres zeigt sich hier eher eine weiche, träge Unbeweglichkeit aufgrund geringer Belastbarkeit — der Massenhemmung vieler Dicker ähnlich.

Die Neigung, Besitz anzusammeln, wird in der ganzen Halsregion deutlich (Astrologen rechnen diese Region dem Stiertyp zu, der sehr viel *Wert* auf Besitz und Sammeln legt). Die Mund*art* spricht nicht umsonst von Gier*hals*, und die Hochsprache kennt sowohl den Geiz*hals* als auch den Geiz*kragen*. Wie stimmig diese Beziehung ist, zeigen völlig ungebräuchliche und unpassende Wortbildungen wie »Geizarm« oder »Geizfuß«.

Bei dicken Händen spricht die Umgangssprache gern von »Wurschtfingern«. Sie gelten als eher unappetitlich, zum Grapschen neigend und darin den tolpatschigen Patschhänden der kleinen Kinder ähnlich. Solche Hände sind tatsächlich weich und nicht geeignet, hart zuzupacken, wenn Not am Mann ist. Sie gehören eher zu unmännlichen, ver*weich*lichten Typen, die sich nicht hinzulangen trauen.

3. Die Berg-und-Tal-Fahrt zwischen Freß- und Magersucht

Die medizinischen Begriffe Anorexie für Magersucht und Bulimie für Freßsucht lassen sich in der Praxis kaum scharf voneinander trennen und sind in Wirklichkeit wohl eher die beiden Seiten einer Medaille. Man spricht auch von Freß-Kotz-Sucht. Bei beiden Richtungen geht es jedenfalls um Liebe. Die Magersüchtigen, fast ausnahmslos weiblichen Geschlechts, sind krank nach einer Liebe, die nichts fordert, jener unbedingten Liebe, die das Kind von der Mutter, der Mensch von Gott erwarten kann. Die unter Menschen übliche geschlechtliche Liebe erfüllt sie dagegen mit *Pan*ik. Sie ekeln sich vor dem Weiblichen und jeglichem Aufnehmen und Hereinholen. Besonders abstoßend ist ihnen der Gedanke, sich sexuell hinzugeben. Bevor sie sich auch nur in die Nähe solcher Situationen wagen, versuchen sie lieber schon, den Anfängen zu wehren.
Durch extremes Hungern wollen sie meist bereits anläßlich der Pubertät jedes Heranwachsen weiblicher Formen verhindern, daher auch der Name »Pubertätsmagersucht«. Sind die weiblichen Merkmale schon aufgetreten, werden sie durch extremes Abnehmen wieder *rückgängig* gemacht. Im ausgezehrten Zustand verschwindet dann sogar die Menstruationsblutung wieder. Die Magersüchtige nähert sich ihrem Ziel, dem Zustand vor der Pubertät. Die Zunahme dieser Erkrankung in unserer Zeit hängt sicherlich auch damit zusammen, daß der vorpubertäre Zustand im Augenblick gerade dem gesellschaftlichen Ideal entspricht. Dieser aller Natur zuwiderlaufende Versuch, das Rad der Zeit anzuhalten, wird immer verzweifelter und endet für die Betroffene nicht selten, auf Suppenkaspars Spuren, mit dem Wunsch, aus der Welt zu flüchten, sich endgültig zu »ver*dünnisieren*«. Tatsächlich hat die Magersucht die höchste Sterblichkeit aller auch von der Schulmedizin als »psychogen« eingestuften Symptome. Erschwerend kommt hinzu, daß das

Verlangen nach jener frühen selbst- und körperlosen Liebe praktisch immer enttäuscht wurde, sich zum Gegenpol wandelte und so in Haß umschlug. Diesen Haß gegen die Eltern zu richten, können die Betroffenen meist nicht wagen, und so richten sie ihn gegen sich selbst. Er wird in den oft extremen Formen der Selbstkasteiung deutlich und auch in geradezu erbarmungslosem Erbrechen, falls doch einmal Nahrhaftes in den Magen gelangt sein sollte. Viele Magersüchtige treiben dieses bitterernste Spiel bis zur stationären Zwangsernährung, wobei sie auch hier noch nach Kräften versuchen, diese rabiate Form der Lebensrettung zu sabotieren. Ihre Kräfte sind dabei staunenswert, ihre Härte und Grobheit gegen sich selbst und andere erschreckend. Sie bräuchten dringend Hilfe *vor* der Zwangsernährung — im zeitlichen wie im übertragenen Sinne. Diese Hilfe kann praktisch nur in einer Psychotherapie liegen, die das zugrundeliegende Muster aufdeckt und zur Aussöhnung damit führt.

Die Macht der Muster, die die Basis aller Symptome liefern, wird bei Magersüchtigen besonders kraß deutlich. Magersucht beginnt häufig mit »Diät«, mit dem einen Unterschied, daß diese hier immer Erfolg hat und mit beispielloser Konsequenz und Härte durchgeführt wird. Insofern sind die Magersüchtigen der Gegenpol zu den übrigen, ständig scheiternden Diätfans. Bei den Dicken ist das oberflächliche, vom Intellekt akzeptierte und in Gang gesetzte Programm auf Abnehmen gerichtet. Das tiefer im Unbewußten verankerte Muster erfordert dagegen das Übergewicht. Bei den Magersüchtigen ist es der Intellekt, der die Notwendigkeit des vernünftigen und ausreichenden Essens einsieht, verborgen in der Tiefe aber fordert das Muster Abnehmen um jeden Preis, um nur ja keine Frau zu werden. In beiden Fällen siegt über kurz oder lang jedoch das innere Muster gegen alle Vernunft und intellektuelle Einsicht. Magersüchtige zeigen auch sehr eindrucksvoll, daß innere Bilder stärker sind als alle äußeren. Bereits zum sprichwörtlichen

»Strich in der Landschaft« abgemagert, werden sie immer noch von ihrem inneren Bild des Zu-dick-Seins beherrscht und hungern weiter. Selbst kurz vor dem Verhungern fühlen sie sich noch zu dick und verhalten sich entsprechend.

Freßsüchtige haben ähnlich großen Hunger nach Liebe, allerdings wählen sie den für das Leben harmloseren Ausweg, diesen Hunger durch Essen zu befriedigen. Natürlich kann Essen ihren weiterreichenden Hunger nicht stillen, weshalb sie auch niemals satt werden. Eigentlich essen sie weniger, als daß sie sich in regelrechten Anfällen vollstopfen. Danach ist ihnen »zum Kotzen«, und das ist dann auch ihr kurzfristiger Ausweg. Nirgends ist Essen weiter von Genuß entfernt als bei ihnen. Sie hassen es geradezu und verbieten es sich rigoros, wie ein Alkoholiker sich Schnaps verbieten mag. Eine Erfolgschance aber haben solche Verbote, angesichts des tiefer wurzelnden Musters, kaum. Dem Verbot zu essen steht die Sehnsucht nach Liebe gegenüber, und diese Liebe geht bei der Bulimie zwanghaft durch den Magen. So schwingt das Pendel ständig hin und her zwischen Fressen und Erbrechen bzw. krampfhaftem Nehmen und krampfhaftem Geben. Das eigentliche Ziel aber, die Liebe mit ihrem genußvollen, gleichzeitig seelischen und körperlichen Geben und Nehmen, bleibt in weiter Ferne.

Die Magersucht allerdings bietet durch ihr zwanghaftes Vermeiden allen Aufnehmens bei einseitiger Betonung des Gebens (im Erbrechen) noch viel weniger Chance auf Erlösung. Beide Krankheitsbilder zeigen uns, daß auf rein körperlicher Ebene keine Möglichkeit besteht, geheilt zu werden. Unabdingbare Voraussetzung ist die Suche nach den seelischen Wurzeln des Symptoms und die Aussöhnung damit.

ZWEITER TEIL

IX Die Logik der Muster

1. Muster-gültige Spielregeln

Nachdem wir uns dem Durchschauen der verschiedensten Muster hinter dick und dünn gewidmet haben, wird es nun Zeit, sich dem Begriff des Musters selbst und seiner Funktion eingehender zuzuwenden.

Im Kapitel »Symptome als Ausdruck seelischer Wirklichkeit« hatten wir auf Aristoteles' Spuren vier Ursachen entdeckt, die unsere Wirklichkeit bestimmen. Am Beispiel eines Elfmeters beim Fußball hatten wir die Causa materialis in der Existenz des Balles und des Spielfeldes gefunden, die Causa efficiens im Pfiff des Schiedsrichters, die Causa finalis (Zielursache) im Wunsch des Spielers, ein Tor zu schießen, die Causa formalis (Form- oder Musterursache) aber in den seit Jahrzehnten existierenden Spielregeln, dem Muster »Fußballspiel« an sich.

Übertragen wir dieses Vorgehen auf unser Thema »Gewicht« und stellen z. B. die Frage: »Warum ist Herr X so übergewichtig?« Die Materialursache ist in den Tortenbergen und saucenreichen Menüs einerseits und in den gutfunktionierenden Verdauungsorganen des Herrn X andererseits schnell gefunden. Die Causa efficiens verbirgt sich in seinem großen Hungergefühl, das immer wieder opulente Eßgelage notwendig macht. Auf die Frage, warum er soviel esse bzw. solch ein Übergewicht herumschleppe, würde Herr X ganz selbstverständlich antworten, weil er soviel Hunger habe. Die Frage nach der Zielursache könnte uns schon weiterbringen: Was will Herr X mit seinem Übergewicht erreichen? Wahrscheinlich würde er anfangs jede Absicht hinter dem Übergewicht leugnen. Nach einiger Überlegung und dem Umweg übers Essen könnte er antworten, daß er seinen Körper und sich zufriedenstellen wolle. Vielleicht käme er auch mit Gründen heraus wie »Essen beruhigt mich«, »es ist meine schönste Belohnung am Abend«, »der einzige Genuß in meinem Leben«.

Die Form- oder Musterursache stellt schließlich die entscheidende Frage: Welche Rolle spielt das Essen im Leben des Herrn X? Welches Lebensgefüge macht es notwendig und so unverzichtbar, daß er immer wieder darauf zurückkommt? Diese Frage führt uns zu all den, meist schon alten, Programmen, die unser Leben bestimmen, von uns mehr oder weniger unbemerkt. Diese Frage macht auch erst die Deutung unserer speziellen Form von Übergewicht sinnvoll, ebenso wie unsere Eß- und Tischsitten.

Die Wichtigkeit solcher Muster für alle Bereiche des Lebens wird uns wohl erst in Zukunft mit der weiteren Erforschung der von Rupert Sheldrake postulierten morphogenetischen Felder* aufgehen. Mit Hilfe dieser formgebenden Felder gelingt es uns erstmals, bisher rätselhafte Phänomene wie die Entwicklung eines differenzierten Wesens aus einer Eizelle oder die Evolution zu erklären. Sheldrake geht davon aus, daß die morphogenetischen Felder ohne Vermittlung von Materie und außerhalb unserer Vorstellung von Kausalität existieren.

Das wohl bekannteste Beispiel für die Wirksamkeit solcher Felder stammt von japanischen Verhaltensforschern. Sie hatten auf einer Insel mit der Beobachtung der dort lebenden Affen begonnen. Um besseren Kontakt mit den Affen herzustellen, fingen sie an, sie mit Süßkartoffeln zu füttern, die sie am Strand in den Sand legten. Eine junge Affendame begann nach einiger Zeit, den Sand von ihren Kartoffeln abzuwaschen. Anfangs äfften sie nur wenige junge Mitglieder der Gemeinschaft nach. Mit der Zeit aber wurden es mehr, und ab einem bestimm-

* Siehe Rupert Sheldrake: *Das schöpferische Universum. Die Theorie des morphogenetischen Feldes*, München 1983.

ten Punkt fingen plötzlich alle Affen an, ihre Kartoffeln zu waschen. Das überraschte die Biologen, schließlich handelte es sich dabei um ein dem Quantensprung der Physik vergleichbares Phänomen in der Biologie. Was die Forscher aber noch viel mehr überraschte, ja irritierte, war die Tatsache, daß auf einer weit entfernten Insel, wo ebenfalls die Affen beobachtet wurden, dasselbe Phänomen auftrat. Allerdings hatte hier bis zum Punkt X nie ein Affe eine Süßkartoffel gewaschen. Ab dem Moment, wo es alle Affen der ersten Insel taten, begann es auch hier schlagartig. Die Forscher hatten keine Erklärung für dieses Phänomen, die Affen konnten nicht schwimmen, um ihre Kollegen der anderen Insel zu informieren, und außerdem waren beide Phänomene ja gleichzeitig eingetreten. Es gab keine logische Erklärung!

Nach der Theorie der formgebenden Felder hat sich, beginnend mit der ersten Affendame, ein Feld aufgebaut, das mit jedem weiteren Nachahmer stärker wurde, bis es so mächtig war, daß sich ihm, ab dem Punkt X, kein Affe mehr entziehen konnte. Da diese Felder, wie noch viele andere Beispiele zeigen, unabhängig von Raum, Zeit und Materie in der Wirklichkeit existieren, ist auch das gleichzeitige Auftreten des Feldes auf der weit entfernten anderen Insel nicht so verwunderlich.

Zwar haben wir bisher für diese Feldphänomene keine unseren Intellekt befriedigende Erklärung, aber wir haben immerhin schon eine lange Reihe von Beweisen, daß sie existieren.* Auch in unserem täglichen Leben machen wir die Erfahrung, daß neues Verhalten recht schnell zur Gewohnheit wird und sich so bald ein festes Muster formt. Hier könnten wir ebenfalls nicht sagen, wo dieses Muster existiert, und doch hat es ganz eindeutig Macht über uns. Denken wir etwa an das Muster der Verkehrsregeln. Unser formgebendes Feld sieht vor, daß wir die

* Auch die Wirkungen der Homöopathie und der Impfungen finden hier eine zwanglose Erklärung (siehe dazu Rüdiger Dahlke: *Der Mensch und die Welt sind eins*, München 1987).

rechte Straßenseite benutzen. Wie *eingefahren* dieses Muster ist, sehen wir bei jedem Besuch in Irland oder England. Den Linksverkehr gewohnten Menschen geht es umgekehrt genauso, sie leben in ihrem Feld (oder lebt ihr Feld in ihnen?) und haben ihre Schwierigkeiten mit unserem. Man gewöhnt sich aber doch relativ schnell um, einfach weil das neue Feld ja nur für einen selbst neu ist, in dem jeweiligen Land aber bereits über große Stabilität verfügt. Bei einer Umstellung eines ganzen Landes wären die Probleme wohl unübersehbar, weshalb sich die Engländer einer lange geforderten Umstellung auch standhaft widersetzen. Eigentlich widersetzt sich wohl das formgebende Feld.

Ebenso ist in jedem individuellen Leben die Herrschaft ähnlicher Felder deutlich, sofern wir darauf achten. Meist tun wir das nicht, denn das Phänomen ist uns zu selbstverständlich. Wenn wir etwa schwimmen lernen, dauert es geraume Zeit, bis wir das Bewegungsmuster integriert haben. Ist das Feld aber einmal aufgebaut, existiert es für alle Zeiten. Etwas einmal Gelerntes wieder zu verlernen ist fast unmöglich oder dauert jedenfalls sehr, sehr lange. Auf alle Fälle ist es auch dann wieder im Nu gelernt, weil das morphogenetische Feld doch noch existierte.

Ein sehr banales Beispiel ist unsere Art, die Hände zu falten. Die allermeisten Menschen tun es immer nach demselben Muster. Es ist immer derselbe Daumen, der obenauf zu liegen kommt. Auch das ist ein Muster, und seine Be*deutung* leitet sich aus der Dominanz des weiblichen oder männlichen Poles ab. Der Versuch, die Hände einmal so zu falten, daß der andere ungewohnte Daumen (oder Pol) obenauf liegt, zeigt, wie eingefahren das eigene alte Muster ist. Wie schwer Muster zu ändern sind, könnte uns der Versuch zeigen, aufgrund eines intellektuellen Beschlusses von jetzt ab die Hände andersherum zu falten. In allen unbewußten Momenten würden wir automatisch ins alte Muster zurückfallen. Es ist weit stärker, als wir

uns auf den ersten (intellektuellen) Blick vorstellen können. Gleiches gilt für unzählige unbewußte bis halbbewußte Muster unseres Lebens, von der Art, die Arme zu verschränken (welcher Arm liegt oben?), bis zum jahrzehntelang *eingefahrenen* Weg zur Arbeit. Selbst wenn ein neuer Weg viele Vorteile bietet, wird uns das alte Muster in jedem Moment der Unbewußtheit auf die eingefahrene alte Spur zurückziehen.
So wird es ein neues Muster anfangs naturgemäß besonders schwer haben und vollkommen auf unsere Bewußtheit angewiesen sein. Mit jedem Vollzug wird es allerdings stabiler, bis es schließlich so eingefahren ist wie das alte und quasi aus eigener Kraft und allein existieren kann. Bis dahin aber müssen wir es ständig mit Energie, nämlich der unserer Bewußtheit, unterstützen. Ein vielen geläufiges Beispiel dafür ist das Autofahren. Wieviel Konzentration erfordert die Bedienung der drei Pedale und der vielen Knöpfe und Hebel am Anfang, und wie sehr geht es *mit der Zeit* in *Fleisch und Blut* über!

2. Dicke und dünne Muster

Die gleichen Regeln gelten für alle Muster und natürlich auch für die des Essens und des Über- und Untergewichts. Nur aus dem Durchschauen der Musterspielregeln lassen sich die Phänomene des Kampfes mit dem Gewicht verstehen, und nur durch *mustergültiges* Verhalten läßt sich hier wirklich etwas bewegen.
Praktisch jeder Übergewichtige hat alles Wissen und alle Informationen zu seinem Thema. Schon jedes Kind weiß, daß man vom Essen dick wird und von Nichtessen dünn bleibt. Die »Nebenwirkungen« des Essens sind also allgemein und hinlänglich bekannt. Daß Information und Wissen nichts *fruchten* gegen die Macht des Musters, ist die alltägliche Erfahrung der Dicken und Anlaß für Kopfschütteln bei all jenen, die nicht unter dem Diktat dieses speziellen Musters leiden.

Nicht wenigen Dicken gelingt es mit eisernem Willen und harter Disziplin im Laufe ihres Lebens, ihr gesamtes Körpergewicht gleich mehrfach abzunehmen. Unter dem Strich betrachtet, sind sie aber trotzdem die allermeiste Zeit übergewichtig, weil das alte Muster sein Recht fordert.

Im Muster liegt auch das Geheimnis der Gewichtszunahmen mit zunehmendem Lebensalter. Die im Erwachsenenalter noch gültigen Muster bauten sich zumeist schon am Anfang des Lebens auf. Bis zum zehnten Lebensjahr ist der Grundumsatz, die Verbrennungsaktivität und damit der Energieverbrauch, des Körpers maximal, um danach langsam zu sinken. Mit 70 Jahren beträgt er z. B. nur noch 70 Prozent des kindlichen Grundumsatzes. Wird aufgrund der früh erworbenen Muster kontinuierlich und gleichmäßig weitergegessen, muß es auch bei gleichbleibenden Mengen zur Gewichtszunahme kommen, weil der Körper nicht mehr soviel (ver)braucht.*

Allein das Muster liefert auch die Erklärung für die häufige Diskrepanz zwischen objektivem Gewicht und subjektivem Empfinden. Wenn das Muster es so bestimmt, fühlt sich die rappeldürre Magersüchtige eben trotzdem »zu fett«. Umgekehrt trifft dieses Phänomen auch viele »Dicke«, die sich mit Diät auf »schlank« getrimmt haben. Solange das alte Muster im seelischen Untergrund lebt, bleiben sie *verkappte* Dicke, sozusagen Dicke mit einer schlanken Tarnkappe. Sie führen einen beständigen Kampf gegen das Zunehmen, um ja nicht wieder auf ihr eigentliches, im Muster festgelegtes Gewicht zu kommen. Mit Kalorienzählen, Diäten und anderer Ernährungsakrobatik versuchen sie sich gegen die aus dem Untergrund drohende *schwere* Gefahr zu stemmen.

Nun bringen alle angeführten Maßnahmen zusätzlich eine geradezu zwanghafte Beschäftigung mit dem Thema »Essen«

* Aus ihrem etwa 10 Prozent geringeren Grundumsatz erklärt sich auch die natürliche Neigung der Frau, bei gleicher Nahrung im Vergleich zu Männern zuzunehmen bzw. bei Diäten weniger abzunehmen.

mit sich, wodurch alles noch schwerer wird. Wer je versucht hat, eine Minute lang nicht an einen lila Elefanten zu denken oder nicht zu schlucken, weiß, wie schwer bis unmöglich solche intellektuellen Befehle umzusetzen sind. Körper und Geist haben ihre eigenen Regeln und offensichtlich auch ihren eigenen Willen. Sie lassen sich da nicht gern hineinreden. Franziskus von Assisi nannte den Körper wegen seines Eigensinns und störrischen Beharrens »Bruder Esel«. Die verkappten Dicken kämpfen also unausgesetzt gegen Bruder Esel, der an seinem alten Programm festhalten will, auf das er in seiner Frühzeit vom eigenen Besitzer dressiert wurde.

Das vielleicht drastischste Beispiel für die Wirksamkeit morphogenetischer Felder und damit alter Muster stammt aus der Medizin. Das Phänomen des Phantomschmerzes läßt Menschen an Schmerzen in einem Glied leiden, das sie längst verloren haben. Auch wenn das Bein bereits vor Jahren amputiert wurde, kann es genauso höllisch schmerzen wie zu seinen Lebzeiten, wenn sein Muster in uns noch existiert. Hier zeigt sich zudem, wie wichtig es ist, die Realität zu akzeptieren. Nur wenn der Verlust des Beines ganz akzeptiert ist, kann es auch aus dem Körpermuster verschwinden und wird dann selbstverständlich auch aufhören zu schmerzen. Der unbetroffene Betrachter neigt beim Phantomschmerz zu der staunenden Frage: »Wie kann ein Bein, das gar nicht da ist, schmerzen?« Der entscheidende Fehler liegt aber bereits in der Frage. Das Bein ist ja in Wirklichkeit sehr wohl noch da, nämlich in der äußerst wichtigen Wirklichkeit des inneren Musters. Genau so aber existiert die Rundlichkeit beim auf schlank getrimmten Dicken weiter in seinem inneren Muster.

Hier wird besonders eindrucksvoll deutlich, daß der Körper niemals die entscheidende Therapieebene sein kann. Er sollte zwar mit therapiert werden, aber der entscheidende Schritt muß im Bewußtsein geschehen. Der Phantomschmerz läßt sich zu offensichtlich nicht auf der körperlichen Ebene mit Spritzen und Pillen kurieren, wo sollte man denn hinspritzen?

Höchstens betäuben ließe er sich, wie sich ja Bewußtsein mit Anästhesie ganz allgemein aus dem Körper vertreiben läßt. So zielt denn auch die Schulmedizin in diesem Fall auf Dauernarkose bzw. Analgesie. Im Falle des über den gesamten Körper verteilten Übergewichts kommt diese Methode offensichtlich nicht in Frage, und wir bleiben auf das Muster verwiesen.

In seiner Macht liegt auch die Verzweiflung so vieler Übergewichtiger begründet und ihre Neigung, mit der von außen erzwungenen Gewichtsabnahme in eine Depression zu rutschen. Tatsächlich bekommt der Organismus im Falle einer funktionalen Gewichtsreduzierung völlig widersprüchliche Informationen geliefert, die er nicht verarbeiten kann, weil er sie nicht auf einen Nenner bringt. Während ihm alle äußeren Sinne eine schlanke äußere Form melden, zeigt ihm das innere Muster weiterhin ein dickes Bild. In solchen nicht zu vereinbarenden Situationen reagiert der Organismus häufig beleidigt, er fühlt sich schlecht, und ihm wird oft schlecht. Eine harmlose Variante dieser Situation kennen viele Menschen von der Seekrankheit (bzw. dem Liftfahren). Da melden die Augen, während man unter Deck beim Essen sitzt, »Ruhe« an die Zentrale. Das Gleichgewichtsorgan aber meldet aus dem Innenohr »schlingernde Bewegungen«. Der irritierte Körper kann mit diesem Widerspruch nicht umgehen, und auf seine ehrliche Art verdeutlicht er seinen hilflosen und schlechten Zustand mit Übelkeit. Er will diesen Widerspruch nicht *schlucken*, vielmehr ist ihm »zum Erbrechen«. Der schlanke Übergewichtige verkriecht sich in seinem ähnlich unlösbaren Dilemma in die Depression. Er *stellt sich* der Spannung zwischen innerem Dicksein und äußerlicher Schlankheit *nicht* länger, sondern *legt sich nieder* und wählt die unbewußte Ent*spannung*, die De*pression*.

Auf der seelischen Ebene nennt die Psychologie die analoge Situation *double bind* (Doppelbindung). An zwei unvereinbare Dinge gebunden, wird ein Mensch eine Zeitlang zwischen ihnen hin und her gerissen und schließlich nicht selten zerrissen. Sein

Bewußtsein erleidet eine Spaltung, zu deutsch: Er wird verrückt (Schizophrenie heißt Spaltung des Gehirns). Die Mundart weiß in solcher Lage auch, daß »es zum Verrücktwerden ist«, was man auch tut, es wird falsch.* Wie sich der Übergewichtige auch verhält, es ist falsch. Kasteit er sich bis zur Schlankheit, erzwingt er ein Leben im Widerspruch zu seinem inneren Muster, ergibt er sich aber der Fülle seines Musters, gerät er in Widerspruch zum ästhetischen Ideal der modernen Gesellschaft, das ja meist auch sein eigenes ist. Da haben es die Untergewichtigen vergleichsweise leichter. Wie schwer sie es aber um die Jahrhundertwende hatten oder bei einem fälligen Idealwandel haben werden, dürfte hier schon aufscheinen. Ihre Wahlfreiheit ist ja noch wesentlich kleiner, die Illusion der Machbarkeit mit Diäten und anderen Tricks fehlt sogar fast vollständig.

3. Die Machtfrage — äußerer Wunsch gegen inneres Muster

Wer mit den Ergebnissen, die er aufgrund seines inneren Musters im Leben erzielt, nicht zufrieden ist, sollte sich über folgendes Klarheit verschaffen: Ob man das Muster annimmt oder haßt, die Machtfrage ist, kaum gestellt, auch schon entschieden. Wie das Ergebnis in Ihrem Fall aussieht, wissen Sie eigentlich in diesem Moment.

a) Haben Sie Ihr Idealgewicht, mit dem Sie sich ideal fühlen, dann kennen Sie keine Unzufriedenheit mit Ihrer Figur oder Ihrem Gewicht — Ihr bewußter Wunsch hat sein Ideal *verwirklicht*.

* Philosophisch betrachtet ist das unsere menschliche Grundsituation. Was wir auch tun, es wird immer fehlerhaft bzw. »Un-Heil«, weil ihm der Gegenpol oder Schatten zum Ganzsein (Heil) fehlt. Im Körper wird das in unserem grundsätzlich in zwei Hälften gespaltenen Gehirn deutlich.

b) Sind Sie nicht zufrieden mit Ihrem Gewicht und Ihrer Figur, hat sich Ihr unbewußtes inneres Muster durchgesetzt, das gerade das Gewicht braucht, das Sie jetzt haben und unter dem Sie (bzw. Ihre bewußten Anteile) leiden.

Falls a) auf Sie zutrifft, ist jedes Weiterlesen Zeitverschwendung. Haben Sie aber bis hierher durchgehalten, liegt der Verdacht nahe, daß a) irgendwie, irgendwo doch nicht so ganz zutrifft, dann gilt eben auch für Sie b).
Im Falle b) sollte man sich ehrlicherweise eingestehen, daß sich das innere Muster durchgesetzt hat, der unbewußte, dem Schatten nahestehende Anteil der Seele, den manche auch den eigenen »inneren Schweinehund« nennen. Daß die Mischung von Schwein und Hund ein rechter Allesfresser ist und obendrein stark, was Kraft und Gewicht anbelangt, liegt auf der Hand. Es gilt also, sich klarzumachen und zu akzeptieren, daß

1. der bewußte Wunsch bisher schwächer war als das unbewußte Muster und schon einige Schlachten und Kämpfe verloren hat. Die Zahl der Niederlagen ergibt sich (für Statistiker) exakt aus der Zahl der versuchten Diäten.
2. Außerdem müssen wir uns eingestehen, daß unser inneres Muster bisher auch wesentlich konsequenter war als unser bewußter Wunsch, hat es doch nach jedem noch so konsequent geplanten Kuranlauf auf längere Sicht fast nebenbei überlebt.
3. Daraus folgt, daß das innere Muster auch noch deutlich geschickter und in des Wortes Ursinn noch raffinierter vorgeht. Es arbeitet auf tieferer Ebene mit verfeinerten Methoden, während wir uns auf den oberflächlichen Ebenen gehörig anstrengen müssen und trotzdem nichts erreichen. Das innere Muster macht es sozusagen »mit links«, während wir uns auf dem rechten (männlichen) Weg abquälen.
4. Wenn wir schon so weit sind, sollten wir dem inneren Mu-

ster auch gleich noch höhere Intelligenz zugestehen, immerhin hat es ja, vielleicht über Jahre, unseren intelligentesten Kampfmethoden beinahe mühelos getrotzt.

Das Fazit ist somit klar: Nichts geht gegen das innere Muster, es ist unserem bewußten Wollen weit überlegen. Der einzige Stich, den wir vielleicht dagegen machen konnten, läuft auf gewisse, zeitlich irrelevante, diätbedingte Gewichtsschwankungen hinaus — mit der Tendenz des Musters, sich schnell wieder durchzusetzen und uns mit ein paar Strafpfunden zu belegen.
Allerdings müssen wir in dieser Hinsicht dem Muster auch eine gewisse Mäßigkeit attestieren. Es will sein Recht, aber wenig darüber hinaus. Ja es scheint, als verteidige es eine Art Mitte, eben *seine* Mitte. Entgegen allen klagenden Aussagen gewichtiger Zeitgenossen ist nämlich jeder Mensch in der Lage, sein Gewicht zu halten. Behauptet jemand das Gegenteil, liegt das lediglich daran, daß er sich mit *seinem* Gewicht nicht identifiziert. Kein Mensch nimmt ständig zu bis zum Platzen. Die Klage: »Ich kann mein Gewicht einfach nicht halten!« ist insofern völlig falsch. Er/sie kann sein/ihr Gewicht wohl halten, nur wird dieses Gewicht nicht als das eigene akzeptiert. Jene Marke, 10, 20 oder 30 Pfund über dem erstrebten Gewicht, läßt sich meist ganz leicht halten. Gewisse Aussprüche manch Leidgeprüfter bringen da eine erfrischende Ehrlichkeit ins etwas verlogene Milieu: »Und zack hatte ich meine 10 Kilogramm wieder drauf!« ist solch ein ehrliches Geständnis. Es sind tatsächlich *seine* 10 Kilogramm, inklusive deren er wieder rund und vollständig ist, gemessen an seinem inneren Muster. Wir sollten also im fünften und letzten Punkt unserer Kapitulation zugeben, daß nur *wir unser* Gewicht nicht halten können, das innere Muster kann *sein* Gewicht *allemal* halten, und zwar ohne Diät, Sport oder sonstwie gelagerte Verrenkungen. Bisher ist jedenfalls noch niemand aus allen Nähten geplatzt, irgendwann ist Schluß mit dem Zunehmen, und diesen Schlußpunkt bestimmt das innere Muster.

4. Die ehrliche alte Balkenwaage

Angesichts der bisherigen aussichtslosen Kämpfe und der offensichtlich haushohen Überlegenheit des Feindes ist es sinnlos, ihn weiterhin zu unterschätzen oder gar zu ignorieren. Es drängt sich vielmehr die Frage nach einer neuen Haltung auf. Nachdem wir den Gegner trotz seiner Unfaßbar-, ja Unsichtbarkeit kennengelernt haben und seine Überlegenheit akzeptieren mußten, ist die nächste Frage, ob wir uns nicht mit ihm verbünden könnten. Voraussetzung dafür wäre aber, ihn nicht nur in seiner überlegenen Durchsetzungskraft, sondern generell zu akzeptieren.

Schließlich sollten wir vielleicht auch einen weniger diffamierenden Namen finden als ausgerechnet »inneren Schweinehund«.

Das alte Bild der Balkenwaage mit ihren beiden Waagschalen mag uns den Lernprozeß erleichtern. Wenn wir uns vorstellen, auf der einen Waagschale zu sitzen, sehen wir auf der anderen all die Bleigewichte, die notwendig sind, um die Waage ins Gleichgewicht zu bringen. Es ist zugegebenermaßen das Gleichgewicht des inneren Musters, das *uns nicht paßt*, aber es ist doch ein Gleichgewicht. Und all die Bleigewichte sind notwendig, um uns aufzuwiegen. Die Waage ist nicht umsonst in den Mythologien vieler Kulturen auch Meßinstrument für seelische Werte. Beziehen wir diese Ebene mit ein, wird die Situation sogleich deutlicher. Die Bleigewichte symbolisieren dann seelische Probleme, mit denen wir uns beschweren und die das Übergewicht aufwiegen, so wie das Übergewicht auch die seelischen Probleme aufwiegt.

Auf den ersten Blick erscheint dieses Gleichgewicht auf hohem Gewichtsniveau nur Nachteile einzubringen. Wenn wir uns aber die Situation genau anschauen, müssen wir einsehen, daß es auch genauso viele Vorteile haben muß. Folgen wir diesem Gedanken konsequent weiter, kommen wir zu einer ebenso ungewohnten wie interessanten Betrachtung. Auf unserer Waagschale sitzend, brauchen wir uns nur vorzustellen, wir hätten unser (viel niedrigeres) Idealgewicht,* sofort gerieten wir aus dem Gleichgewicht und würden mit unserer Waagschale hochsteigen. Wir könnten die andere Schale nicht mehr aufwiegen. Das aber heißt im übertragenen Sinne, daß die seelischen Vorteile des Übergewichts schwerer wiegen als das Idealgewicht, bzw. unser idealgewichtiger Körper kann die seelischen Probleme nicht auffangen und uns nicht im Gleichgewicht halten.

5. Die Vorteile des Übergewichts

Nun ist es Zeit, aus unserer erhobenen Position, in unserer Waagschale schwebend und für zu leicht befunden, in jener anderen Schale die *niederdrückenden* Vorteile zu betrachten, die unser Übergewicht uns unter dem Strich und auf der ehrlichen Waage bringt. Das sollte nun nicht mehr so schwer sein, haben wir diese Vorteile doch schon im ersten Teil des Buches weitgehend entlarvt. Wir finden in der schwerwiegenden Schale etwa unser Liebes- und Genußbedürfnis, das mit Essen immer noch besser als gar nicht befriedigt ist, und unsere Sehnsucht nach Schutz schlägt hier zu Buche. Auch ein gewisses Geborgenheitsgefühl, das unsere Burg aus Fett bietet, macht sich hier *gravierend* bemerkbar. Da stoßen wir vielleicht auf unser mit Gewicht beladenes Wichtigkeitsgefühl, die Autorität überlegenen Übergewichts und das damit verbundene Machtgefühl. Neben der Besonderheit, die besonderes Essen verleihen kann, wird hier auch all die Beruhigung, die uns Essen schenkt, aufgeführt. Unser Gefühl für Widerstand und Freiheit mag da

* Das gleiche Spiel ließe sich bei Untergewicht natürlich auch für ein höheres Idealgewicht durchspielen, auch das brächte unser Gleichgewicht durcheinander.

eine gewichtige Rolle spielen wie andererseits auch Bequemlichkeit und die Möglichkeit, eigene Durchsetzungswünsche wenigstens im Körper zu leben. Überhaupt alles, was wir von uns gewiesen haben und was nun vom Körper gelebt werden muß, mag zum Übergewichtspol hin ausschlagen.
An dieser Stelle lohnt sich eine gründliche Bilanz. Die Vorteile müssen die Nachteile des Übergewichts entsprechend überwiegen. Wenn nicht, ist die Bilanz falsch oder gar gefälscht. Falls man trotz Bemühung doch immer wieder zu dem der Realität widersprechenden Ergebnis kommt, daß die Nachteile schwerer wiegen, stimmt wahrscheinlich etwas an der Gewichtung nicht. In diesem Fall empfiehlt sich eine weitergehende Seelenbuchhaltung mit der Vergabe von Punkten für Vor- und Nachteile. Es liegt durchaus nahe, einen der bisher überhaupt geheimen, gerade erst entlarvten Vorteile des Überessens in seiner Ge*wichtigkeit* für das eigene Seelengleichgewicht zu unterschätzen. Die zweite häufige Fehlerquelle liegt darin, daß tatsächlich noch ein gewichtiger Faktor auf der Vorteilsseite fehlt. Dann empfiehlt es sich, die Liste mit Hilfe des ersten Buchteiles zu vervollständigen, bis das Übergewicht der Vorteile deutlich wird. Auf eines kann man sich jedenfalls verlassen: daß Körper wie Waage ehrlich sind.

6. Der unbestechliche Gewichtsregler

Mit einer ehrlichen Bilanzierung der beiden Schalen jener Waage, die uns schon in der Einleitung als Schicksalswaage begegnet war, tritt noch ein wichtiger Teil im Gewichtsgefüge von Körper und Seele hervor. Der Organismus muß über einen Gewichtsregler verfügen, genau wie er über einen Temperaturregler verfügt. Führen wir dem Körper von außen Hitze (wie in der Sauna) oder Kälte (wie bei einem Winterspaziergang) zu, ergreift er sofort Maßnahmen (etwa Schwitzen oder Kälte-

zittern), um eine Verschiebung seiner Kerntemperatur von 37 Grad Celsius zu verhindern.
Ganz ähnlich funktioniert offenbar der Gewichtsregler. Er erhält seinen Sollwert vom inneren Muster und wird dann alles tun, um diesen Wert zu halten. Von außen angreifende Beeinflussungen wie Diäten oder körperliches Training rufen entsprechende Gegenregulationen hervor, z. B. vermehrten Hunger. Wie der Kollege von der Temperaturregelung tut der Gewichtsregler einfach sein Bestes, um unser Gewicht im vom Muster geforderten Rahmen zu halten. Auch er arbeitet in einem Regelkreis. Eine Verstellung seines Sollwerts toleriert er unter außergewöhnlichen Bedrohungen. Auch der Kollege von der Temperatur wird beim Angriff von feindlichen Bakterien notgedrungen einer Temperaturanhebung auf Fieberwerte zustimmen. Allerdings wird er versuchen, so schnell wie möglich zum Ausgangswert zurückzukehren, da dauerndes Fieber den ganzen Organismus schwächt und zu hohe Werte sogar lebensgefährlich werden. Trotzdem gibt es Situationen, wo bei chronischen Konflikten bzw. Entzündungen dauerhaft erhöhte Temperaturen in Kauf genommen werden müssen. Genauso ging es unserem Gewichtsregler. Auch er wird den Idealwert nur bei außergewöhnlicher Bedrohung für den Gesamtorganismus verlassen. Bevor aber der Mensch sein Leben nicht mehr ertragen kann, wird der Regler lieber eine dauernde Sollwertserhöhung hinnehmen.
Natürlich ist sie, wie das chronische Fieber, ungesund und hat ihre gefährliche Obergrenze. Der Gewichtsregler aber muß der Gesamtsituation Rechnung tragen. Da ist Übergewicht weniger bedrohlich als eine Depression oder Selbstmordabsichten wegen chronischer Enttäuschung. Seiner großen Verantwortung angemessen, reagiert der Regler äußerst konsequent auf die Bedrohung des *not*wendigen Gleichgewichts. Besonders harte Maßnahmen wie Hungerkuren erfordern besonders harte Gegenregulationen wie Freßanfälle. Der Gewichtsregler rea-

giert dabei lediglich auf uns, er trägt weder Schuld, noch spielt er verrückt, im Gegenteil: Er wacht sorgfältig über unser Gleichgewicht. Ihm verdanken wir es, daß unser Gewicht in Wahrheit gar nicht außer Kontrolle geraten kann, wie vielfach behauptet wird. Aus *unserer* Kontrolle heißt nämlich noch lange nicht aus der des Gewichtsreglers. Als Erfüllungsorgan des inneren Musters vertritt er den weit überlegenen Standpunkt, der alles bedenkt und integriert: die Bedürfnisse des Körpers ebenso wie der Seele und des Geistes.

7. Der »innere Schweinehund« in Ehren und mit neuem Namen

Nun wird es wirklich Zeit, das Muster vom Odium des »inneren Schweinehundes« zu befreien. Tatsächlich verdanken wir ihm viel, hält es uns doch in einem Gleichgewicht, das vielleicht noch nicht ideal ist, aber doch unser Überleben sichert. All die aus dem Bewußtsein verdrängten Anteile müssen ja irgendwohin, und wir können froh sein, daß sie vom Körper aufgefangen und schließlich ins Muster integriert werden.

Es ist eine Geschmackssache, ob man den Körper zum Mülleimer für die Seele machen will. Ihm dann aber dafür auch noch böse zu sein ist sicherlich dumm. Angemessener wäre Dankbarkeit für all die Schmutzarbeit, die er uns abnimmt. Noch mehr Dankbarkeit aber schulden wir dem Muster, das nicht nur unsere Probleme, so gut es geht, kompensiert, sondern uns jetzt auch noch hilft, sie bewußtzumachen. Was wäre gerechter, als diesem Seelenteil unsere Dankbarkeit durch eine seiner Bedeutung und Wichtigkeit angemessene Benennung auszudrücken.

Der passende Name kann sich aus der *Gewichtung* der Vorteile, die uns das Übergewicht bringt, ergeben. Je nach der Aufgabe, die von ihrer Wichtigkeit her im Vordergrund steht, könnte der

Name etwa lauten: »mein Genußpol«, »mein Freiheitspol«, »mein Machtpol«, »mein Schutzpol«, »mein Geborgenheitspol«, »mein Beruhigungspol« oder »mein Wichtigkeitspol«. Jenes Seelenbedürfnis, das vom Übergewicht kompensiert wird und für uns am vorrangigsten ist, sollte den Hauptnamen, den Oberbegriff sozusagen, bestimmen.
Noch eine ganze Reihe nachgeordneter Seelenbedürfnisse können ebenfalls einer angemessenen Benennung harren und sollten mit einer treffenden Bezeichnung ausgezeichnet werden für ihre wichtige, vielleicht über lange Zeit ungewürdigte Arbeit. Seien Sie bei dieser Taufaktion kreativ und mutig — nomen est omen für den künftigen Umgang mit dem neuentdeckten Seelenanteil.

8. Den Feind lieben lernen

Welchen Namen unser formgebender Seelenanteil auch immer bekommen hat, er dürfte einigen Respekt für Aufgabe und Lauterkeit seiner Motive ausdrücken. Einen solchen Seelenbereich anzunehmen ist nicht mehr allzu schwer. Die Fettpolster, die er uns beschert, sind als Nebenwirkung durchschaut. Insgesamt bewahrt uns das innere Muster vor größerem seelischen Elend. Es bändigt für uns Bedürfnisse, mit denen wir bewußt nicht fertig wurden, und hält Teile von uns im Zaum, die unserem Leben hätten gefährlich werden können. An diesem Punkt unseres Weges zeigt uns der formgebende Seelenanteil obendrein noch, welche Aufgaben und Lernschritte es waren, die wir im Laufe unseres Lebens abgelehnt bzw. an ihn weiterdelegiert haben. Wir finden sie alle auf der niederdrückenden Waagschale der Vorteile des Übergewichts bzw. in den Be*deutungen* unserer Fettpolster.
Wollen wir auf unserem Lebensweg weiterkommen, müssen wir dieses Muster nicht nur ehrlich anschauen und akzeptie-

ren, wir müssen uns sogar mit ihm verbünden. Es ist die Basis unseres Symptoms, und nur auf dieser Grundlage können wir erkennen, was mit uns noch nicht ganz in Ordnung ist.
Es ist das genau der umgekehrte Weg, wie er sonst von Patienten und Ärzten beschritten wird. Der Patient sucht den Arzt auf in der Hoffnung, daß der sich mit ihm gegen das Symptom verbündet. Nun haben wir vielleicht generell, jedenfalls aber in bezug auf das Symptom »Übergewicht« herausgefunden, daß der Kampf dagegen nichts fruchtet. Auch Ärzte als Verbündete bringen da wenig.
Auf dem ungewohnten Weg, uns gerade im Symptom, unter dem wir leiden, oder im Muster, das ihm zugrunde liegt, wiederzufinden, treffen wir sehr schnell auf längst Bekanntes. Sich mit dem Symptommuster verbünden bedeutet, sich ihm zu öffnen, statt sich wie bisher dagegen zu sperren. Wenn wir uns für etwas aber total öffnen, heißt es nichts anderes, als daß wir es lieben. Lieben bedeutet vollkommene Offenheit ohne alle Grenzen — eins werden. Werden wir in diesem Sinne eins mit dem Muster unseres Symptoms, lieben wir es. Das Symptom galt uns aber bisher als unser erbitterter Feind. Wenn wir es nun lieben können, haben wir nichts anderes getan als den uralten christlichen Rat befolgt: Liebet eure Feinde!
Es ist der weiseste Rat auf dem Entwicklungsweg überhaupt und der Schlüssel zu jeder Heilung. Unheil macht uns immer, was wir nicht integrieren, was wir von uns weisen. Das aber ist Projektion. Wir schieben das, was uns angeht, weg von uns. Es verschwindet aber dadurch nicht, sondern macht sich im Körper oder draußen an anderen Menschen fest. Im einen Fall nennen wir es *unser* Symptom, im anderen *unseren* Feind, und beide sind wirklich *unser*. Wenn wir lernen, unsere inneren (die Symptome) und äußeren Feinde wieder zu uns zurückzuholen, statt sie wegzuschieben, uns ihnen zu öffnen und wieder eins mit ihnen zu werden, dann sind wir im urchristlichen Sinne auf dem besten Wege zum Heil.

Nur die inneren und äußeren Feinde können uns lehren, was uns noch fehlt zum Heilsein. Symptome im eigenen Körper zeigen uns besonders *deut*lich, was es an ihnen zu lernen gibt. In diesem Sinne sind sie unsere Lehrmeister. Wie jeder wahre Meister sind sie dabei konsequent und streng, aber auch liebevoll und nachsichtig. Selbst wenn wir sie jahrzehntelang ignoriert haben, sind sie doch bereit, jetzt, sofort, mit uns zu arbeiten, sofern wir nur ernsthaft und ehrlich an ihnen wachsen wollen. Auch über alle Maßen gerecht sind sie. Sobald wir ihre tiefe Botschaft wirklich verstanden haben, werden sie sofort aufhören, uns leiden zu lassen, aber auch kein bißchen früher. Sie sind so mächtig, daß sie sich vor unseren Kampfmaßnahmen nicht beugen, aber auch so demütig, daß sie uns nicht erlauben, uns über das notwendige Maß vor ihnen zu beugen. Gegebenenfalls verschwinden sie lieber.

X Der Weg durchs alte Muster

Nichts ist schwerer, als den Weg zu gehen. Darüber zu lesen ist leicht, darüber zu schreiben ist leicht, darüber zu reden ist leicht, darüber zu urteilen ist leichtfertig. Nur jeder einzelne kann für sich und mit sich ehrlich sein, und jeder ist letztlich allein auf seinem Weg. Freunde, Feinde, Gruppen Gleichgesinnter und Gleichgewichtiger können hilfreich sein, aber gehen muß jeder selbst. Für jene, die am Gewichtsproblem wachsen und innerlich statt äußerlich rund werden wollen, bedeutet das, ganz konkret zurückzugehen in diesem Buch zu jenen Musterbeschreibungen, die wichtig für einen waren, die erschreckt haben, die man geschmacklos fand oder auf die man in auffallender Weise reagiert hat, weil sie mit einem zu tun haben. Wertvolle Hinweise können Sie jetzt Ihrem Steckbrief, der ganz persönlichen Zusammenfassung dieses Buches, entnehmen. Was die Entscheidung angeht, ob etwas mit uns zu tun hat, sind ausnahmsweise Außenstehende verläßlicher aufgrund der allgegenwärtigen Eigenblindheit. Jeder Mensch, der ehrlich und mutig ist und uns nahe genug steht, um unsere Fettszene zu kennen, ist kompetenter als wir selbst.

Am besten legen Sie den Steckbrief als Stoffsammlung zugrunde und schreiben sich die wesentlichen Punkte heraus auf geräumige und geduldige Bogen Papier, und zwar auf die linke Seite untereinander. An oberster Stelle rangiert dabei der schwerwiegendste Punkt, darunter der nächstgewichtige usw. Gegenüber, auf der rechten Seite, kann man sich anschließend Stichworte zur Be*deutung* notieren. Addiert man dann die linke Spalte, bekommt man ein Profil des eigenen Essensmusters, addiert man die rechte Seite, ergibt sich eine Sammlung eigener Probleme bzw. der Prinzipien, unter denen man leidet.

Am wichtigsten aber wird nun ein Blatt, das man, nachdem die wesentlichen Musterpunkte solcherart notiert sind, rechts daneben legt. Hier gilt es nun, zu jedem Problembereich eine oder mehrere neue Einlösungsebenen zu finden. Hat man z. B. ganz links auf dem Blatt stehen: »Vorliebe für scharfes, exotisches und pikantes Essen«, ergibt sich als prinzipielles Problem der Wunsch, Neues, Aufregendes, Anregendes zu integrieren, die Sehnsucht nach Abwechslung und Abenteuer, kurz: nach mehr Würze im Leben. Auf dem rechten Blatt wäre nun herauszufinden, wie sich dieses Prinzip auch noch anders leben ließe als durch entsprechendes Essen. Zum abenteuerlichen, scharfen Essen fällt sogleich die immer naheliegende Entsprechung zu Venus' anderer Domäne auf: Abenteuer in der Liebe, scharfer, exotischer Sex; auch pikante Themen nicht ausschließen; die Möglichkeit, auf dieser Ebene Neues auszuprobieren, für Abwechslung zu sorgen, Phantasie ins Spiel und ins Leben zu bringen.

Eine andere, immer noch stimmige Ebene böten Reisen in exotische Länder, so daß sich die Augen satt sehen können an Neuem, Abwechslungsreichem. Man kann ja über die Augen ebenfalls integrieren, indem man Bilder hereinfluten läßt. Die Sehnsucht nach Abwechslung läßt sich auf Reisen in vielfältigster Weise und je nach *Geschmack* er*füll*en.

Genuß ist eigentlich immer an unsere Sinne gebunden. So ist es oft eine gute Möglichkeit, neben dem Geschmackssinn auch die anderen Organe unserer Sinnlichkeit zum Zuge kommen zu lassen. Die Haut kann sich satt fühlen, die Nase an verschiedensten Aromen satt riechen, die Ohren können sich satt hören, die Augen satt sehen. In unserem Beispiel wäre es also durchaus eine gute Möglichkeit, die anderen vier Sinne mit Exotischem, Scharfem, Aufregendem und Würzigem zu *füttern*.

Eine ungeeignete Maßnahme wäre dagegen, mit dem Erlernen des Geigenspielens zu beginnen. Das mag in anderen Situationen *die* Lösung sein, hier ist sie es nicht, da das Prinzip, um das es geht, nicht befriedigt wird.
In einem anderen, scheinbar schwierigeren Beispiel könnte auf der linken Seite des linken Blattes einfach nur stehen: »Betonung auf vielem Essen, Verschlingen großer Mengen kalorienreicher Nahrung«. Gegenüber in der Spalte für den Problembereich fänden wir dann vielleicht: »dringende, ja gierige Sehnsucht, zu wachsen, zuzunehmen, den Umfang der eigenen Einflußsphäre auszudehnen, mehr besitzen und ins Eigne integrieren wollen«. Für das rechte Blatt mögen sich dann Vorschläge anbieten wie: anstatt das Körperhaus ständig zu vergrößern, wirklich ein größeres eigenes Haus anzustreben, es am besten selbst zu bauen. Besonders wenn man in einer Etagenwohnung beengt lebt, könnte das eine passende Ersatzebene sein. Eine andere Möglichkeit wäre, sich einzugestehen, daß man beruflich oder gesellschaftlich mehr Einfluß nehmen will, daß Expansion das eigentliche Ziel ist. Dabei kann es sich um die Eroberung neuer Märkte in Übersee handeln wie auch darum, endlich ein Büro für sich allein durchzu*setzen*, eine eigene Sekretärin zu bekommen oder sich ein größeres, bequemeres Auto zu leisten, in dem man sich selbst ausdehnen kann, im Wageninnern wie auch im Verkehr, im städtischen wie gesellschaftlichen. Natürlich kann das ausufernde Körpersymptom auch anzeigen, daß die eigene Bewußtseinsentwicklung mehr Raum erfordert und entsprechende Übungen oder Therapien angezeigt wären: Nahrung für die hungernde Seele statt für den bereits fülligen Körper. Vielleicht will auch der geistige Einfluß im gesellschaftlichen oder politischen Bereich wachsen. Vielleicht geht es sogar um Bewußtseinsausdehnung in spirituelle Bereiche hinein, und Meditationen und entsprechende Exerzitien kämen in Frage.
Solche Rezepte lassen sich niemals verallgemeinern. Nicht sel-

ten entspricht das Körperhaus in der Analogie dem Wohnhaus, aber oft liegt hier im Einzelfall auch keine Lösung. Es bedarf immer der eigenen Meditation über das eigene Thema und erst recht im Hinblick auf neue (Er-)Lösungsebenen.
Ein sicherer Umgang mit den Urprinzipien* ist hier natürlich hilfreich, aber nicht unbedingt notwendig. Aus sich selbst heraus bekommt man oft die beste Hilfe. Im Muster ist ja auch mit festgehalten, welches ursprüngliche Bedürfnis durch Essen ersetzt wurde. Dieses ursprüngliche Bedürfnis wiederzuentdecken, um es jetzt zu leben, ist noch viel sinnvoller, als andere Ebenen zu finden, die auch wieder nur Ersatz sind.
Oft bringt es schon viel, sich einfach einmal Zeit zu nehmen, sich eine Viertelstunde hinzulegen und nur das Essens- und dahinterliegende Problemmuster auf sich wirken zu lassen. Solch eine Viertelstunde kann durchaus lange werden, aber auch wichtige Erkenntnisse zutage fördern. Die zum Buch gehörende Kassette** kann über Entspannungseinleitung, Musik und durch die geführte Meditation diesen Prozeß gegebenenfalls erleichtern und vertiefen.
Das einzig Wichtige ist, zu jedem Essensmuster sinnvollere Einlösungsmöglichkeiten zu finden, am besten natürlich die ursprünglich verschütteten. Am vordringlichsten ist es natürlich für das erste, links oben auf dem Protokollbogen stehende Hauptmuster. Wie und wo das geschieht, ob bei stillen Strandspaziergängen, Gesprächen zu zweit oder in Meditation, ist ganz sekundär. Die Praxis wird um so schneller und besser vorankommen, je eher man seinem jeweils ersten Gedanken vertrauen lernt. Der erste Gedanke enthält fast immer den Schlüssel, um den es geht, auch wenn man das auf den ersten Blick noch gar nicht erkennt.

* Siehe Nicolaus Klein und Rüdiger Dahlke: *Das senkrechte Weltbild. Symbolisches Denken in astrologischen Urprinzipien*, München 1988.
** Kassette: Gewichtsprobleme. Edition Neptun.

Beim weiteren Vorgehen entscheidend ist auch auch, daß wir das Bild der Balkenwaage nicht aus den Augen verlieren. Nehmen wir wieder die Ausgangssituation, wo uns, übergewichtig, wie wir sind, die Bleigewichte der gegenüberliegenden Schale aufwiegen.

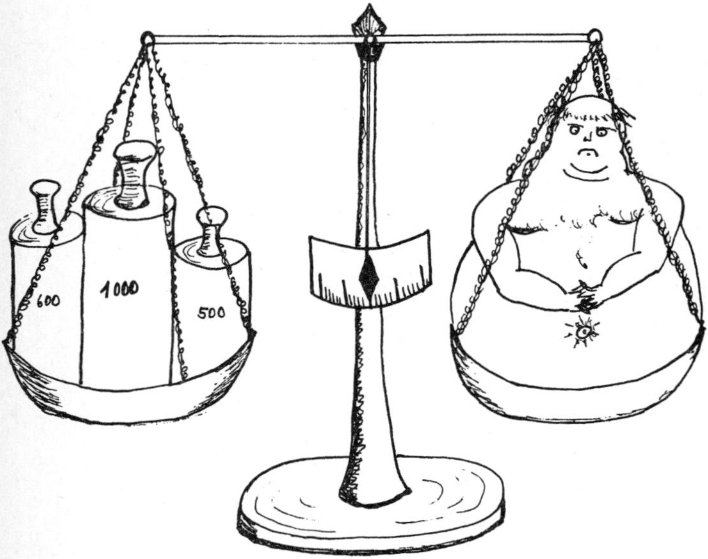

Wenn man nun nichts tut, als mit Diät die überschüssigen Pfunde herunterzuhungern, steigt man selbst hoch, und die Bleigewichte sinken zu Boden. Man hat nun vielleicht das statistische Idealgewicht, ist aber damit keineswegs im Gleichgewicht.

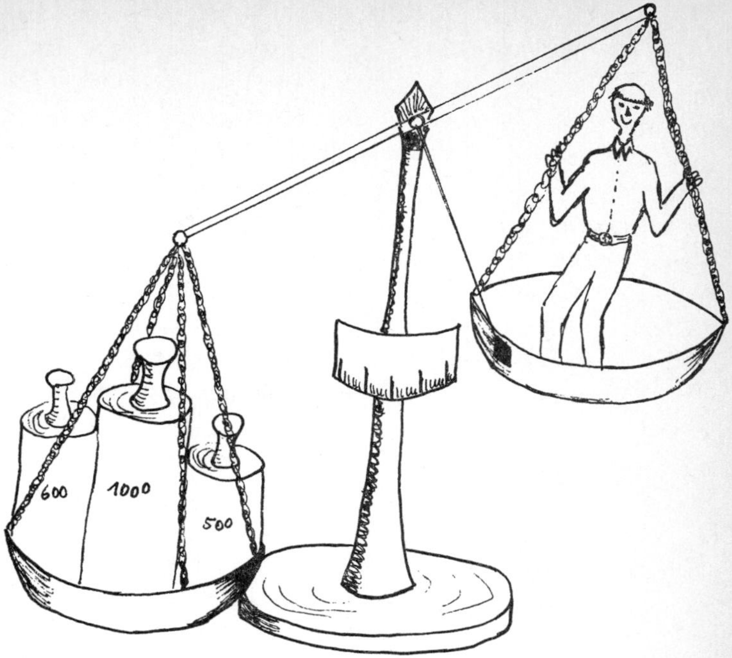

Wie wäre jetzt Gleichgewicht zu erreichen? Nun, man könnte wieder zunehmen oder die andere Waagschale erleichtern. Die erste und meistgewählte Möglichkeit führt zwar wieder zum Gleichgewicht, aber auf dem gehabten, kranken Niveau.
Nun müssen wir uns erinnern, daß auf dieser Schicksalswaage auch Seelisches mit zu Buche schlägt und daß die Bleigewichte seelische Gewichte bzw. Themen repräsentieren. Die seelischen Probleme sind im Augenblick also viel zu *gravierend*, als daß sie von dem leichten Körper aufgewogen werden könnten. Gibt man nun den seelischen Themen wieder mehr Raum und Ge-

wicht, holt sie sozusagen auf die andere Waagschale, bewegt sich die Waage in Richtung Gleichgewicht, denn man wird seelisch schwergewichtiger, während der Ballast gegenüber abnimmt.
In diesem Bild ist es offenbar nicht gleichgültig, womit wir unser seelisches Gewicht erhöhen. Wenn wir durch neue Ersatzebenen, die dem Essen in ihrem Ersatzcharakter entsprechen, an seelischem Gewicht zunehmen, beschweren wir nur die eine Waagschale. Wenn wir das lange und intensiv genug tun, werden wir ein Gleichgewicht erreichen. Dieses Gleichgewicht wird vielleicht sogar dem körperlichen Idealgewicht entsprechen. Allerdings wird seine Aufrechterhaltung nun seelischen Einsatz erfordern, so wie die Aufrechterhaltung des Gleichgewichts auf höherem Körpergewichtsniveau ständigen körperlichen Einsatz erfordert. Es ist also wieder nur ein Gleichgewicht unter Anstrengung.
Benutzen wir dagegen jenes Thema, das wir in unserer Vergangenheit in den Schatten (in unserem Bild auf die andere Waagschale) gedrängt hatten, so beeinflussen wir beide Seiten der Waage zugleich, wir nehmen seelisch zu, während gleichzeitig der Problem- bzw. Schattenbereich, der den ständigen Gewichtsausgleich erforderte, abnimmt. Kommen wir auf diese Art und Weise in die Mitte, ist eine wahrhaft ausgewogene Situation erreicht: ein Gleichgewicht, das aus sich selbst heraus erhalten bleibt und weder auf körperliche noch auf seelische Subventionen angewiesen ist.
Manchmal wird sich dieser Idealzustand der harmonischen Mitte nur mit großem Aufwand wiedergewinnen lassen. Wobei ein Wiedergewinnen immer noch leichter ist als ein erstmaliges Herstellen, da der Organismus das ursprüngliche formgebende Feld noch erinnert. Menschen, die jemals in ihrem Leben ihr ideales Gewicht hatten, erleben das Wiederfinden dieses Gewichtes folglich leichter als diejenigen, die schon immer *daneben lagen*. Aber auch aus dicken Kindern können natürlich

schlanke Erwachsene werden. Wo das Problem Suchtcharakter in die eine oder andere Richtung angenommen hat, wie bei Freß- oder Magersucht, wird es häufig nicht ohne eine aufdeckende Psychotherapie gehen. Immer aber wird dieser Weg in die Mitte eine Menge Mut und Ehrlichkeit erfordern, das Resultat wird allerdings auch immer mehr sein als eine Figurkorrektur, nämlich ein neues Lebensmuster.

Solch ein neues Muster dann in die Realität des täglichen Lebens zu übertragen und dort mit Leben zu füllen ist noch einmal eine ganz andere und auch nicht eben leichte Sache. Hat sich dieses neu zu belebende Muster aus der Aufarbeitung und Durchleuchtung des eigenen alten übergewichtigen Musters ergeben, sind die Chancen immerhin gut für den neuen Weg. Da sich mit der Belebung des neuen das alte bereits durchschaute Feld leichter auflösen läßt, hat das anfangs so instabile neue Feld überhaupt Chancen. Wird nämlich einfach ein fremdes Muster ausgeliehen von einem Therapeuten, aus einem Buch oder Heft und gegen das eigene innere Muster in den Kampf geschickt, steht der Sieger von vornherein fest. Das alte, intakte, formgebende Feld hat von dem unvorbereiteten Newcomer nichts zu befürchten, stehen doch Jahre der Gewohnheit auf seiner Seite und haben seine Spuren ständig tiefer werden lassen. Hinzu kommt, daß es mit jedem Sieg noch mächtiger und wirkungsvoller wurde, ähnlich wie das immunologische Abwehrsystem des Körpers mit jedem neuen Sieg über neue Erreger stärker wird.

Nach allem, was wir nun über das Muster und den inneren Gewichtsregler wissen, ist es sogar ein Glück, daß die Manipulation mit neuen Mustern, die uns vordergründig besser oder schöner erscheinen, nicht funktioniert. Denn für uns und unsere Umwelt ist es letztlich angenehmer, gesünder und besser, wir leben im Gleichgewicht, auch wenn es nicht das ideale ist, als daß wir mit ertrotztem Idealgewicht unter Aufbietung aller Kräfte ständig auf Messers Schneide balancieren. Selbst wenn

dieser Balanceakt für einige Zeit gelingt, ist er ja weder für uns noch für die anderen eine Freude, von der Lust einmal ganz zu schweigen.
Bevor wir uns also an den Aufbau eines neuen, formgebenden Feldes machen, wäre es von zentraler Wichtigkeit, über das alte Klarheit zu haben, die eigenen Problembereiche zu kennen und vor allem befriedigende Lösungsmöglichkeiten für sie gefunden zu haben. So ausgerüstet, kann uns eigentlich nur noch das Beste passieren, was wir anstreben, oder etwas noch Besseres.
Da die meisten Essensmuster mit der Sehnsucht nach Zuwendung und Liebe zu tun haben und wir die Eßebene zugunsten einer entwickelteren verlassen wollen, stehen uns mit Sicherheit sehr liebevolle Zeiten bevor. Jedenfalls wird es wichtig sein, mit sich selbst liebevoll umzugehen auf diesem Weg und sich lieber noch ein bißchen Zeit mit dem bisherigen Stoff zu gönnen, damit der Aufbau des neuen Lebensfeldes ein Genuß werden kann und auf guten Fundamenten ruht.

XI Der Weg ins neue Leben

1. Der Aufbau des neuen formgebenden Feldes

Jeder Vorsatz, eine neue *äußere* Form anzustreben, ob diese nun schlanke oder geräumigere Ausmaße hat, steht und fällt mit der Verwirklichung einer entsprechend neuen *inneren* Form. Das Problem mit dieser inneren Form, diesem neuen Muster oder formgebenden Feld ist, daß es nichts Materielles an sich hat und wir seinen Aufbau folglich nicht in der uns geläufigen und vertrauten Art und Weise in die Wege leiten können. In allem sind wir in dieser Zeit und Gesellschaft so sehr auf Äußeres, Materielles fixiert, daß wir die jeweiligen parallel wirkenden inneren Gesetzmäßigkeiten schon fast vergessen haben. Da verwundert es gar nicht, daß derselbe Mensch lieber zehnmal an seiner äußeren Form ansetzt mit Diäten, Kuren und Gymnastik, als sich nur ein einziges Mal der inneren Form zuzuwenden.

Die innere Form kann nur als inneres Bild existieren, als Energiefeld, das uns stets umgibt, begleitet und über unsere äußere Form wacht. Wodurch kann man nun ein inneres Feld aufbauen? Wodurch etwa hat sich unser jetzt noch wirksames inneres Bild aufgebaut, das jene Figur bestimmt, die unserem Bewußtsein nicht mehr paßt? Sicherlich haben Vorstellungen eine wesentliche Rolle dabei gespielt. Von den Kosenamen der Kindheit (»süßes Dickerchen«) bis zu jenen Bildern, die sich unser inneres Muster zusammenzimmerte von jenem Körper, der all den notwendigen Belastungen gewachsen sein könnte. Eine ebenso wichtige Rolle spielten die ständigen Wiederholungen, die, jede für sich und alle zusammen, dafür sorgten, das innere Bild tiefer und tiefer in der Realität zu verankern.

Mit jeder Wiederholung des rundlichen Kosenamens sank er tiefer in unser Seelenmuster, mit jedem neuen enttäuschenden Kampf gegen die gelbe Schutz- und Trutzburg wurde deren Bild stabiler.
Nun haben wir modernen Menschen verlernt, unseren Vorstellungen zu trauen, und so trauen wir ihnen auch nichts mehr zu, wir *legen keinen Wert* auf sie und geben nichts auf sie, ganz zu Unrecht, wie uns viele einfache Beispiele zeigen können. Stellen wir uns vor, ein 10 Zentimeter breiter und 20 Meter langer Balken läge vor uns auf der Erde und wir sollten darüber balancieren. Gar kein Problem, wir brauchen gar nicht zu balancieren, sondern spazieren ganz sicher hinüber, Kinderspiel! Stellen wir uns jetzt vor, der Balken läge quer über einem kleinen Fluß und 3 Meter unter uns wimmele es von gierigen Krokodilen, deren weit aufgerissene Rachen keinen Zweifel über ihre Absichten ließen. Nun sieht die Sache plötzlich ganz anders aus, und wir haben keinerlei Lust mehr, über denselben Balken zu balancieren, von spazieren ganz zu schweigen. Der einzige Unterschied aber liegt in unserer Vorstellung, was bei einem Fehltritt passieren könnte. Wie wirksam und wie lebensbestimmend Vorstellungen sein können, sehen und spüren wir an unserem Widerstand, den Krokodilfluß auf dem Balken zu überqueren. Wir reagieren also auf innere und auf äußere Bilder gleichermaßen, denn die Vorstellung, das Bild, wo wir abstürzen und zerrissen werden, ist ja ein ausschließlich inneres, in der äußeren Realität existiert es nicht. Wie sehr wir auf Bilder reagieren, zeigen uns auch Filme. Da sitzen wir voller Emotionen, eingesponnen in ein Handlungsmuster, das es in Wirklichkeit gar nicht gibt, vor einer Leinwand oder Mattscheibe, auf die bewegungslose Bilder in schneller Folge projiziert werden.
Vorstellungen und Bilder sind also von großer Wirksamkeit, und ihre häufige Wiederholung läßt sie zu tief verwurzelten formgebenden Feldern werden, die unser Leben bestimmen. Wenn wir ein neues Feld aufbauen wollen, müssen wir uns also

unserer Vorstellungskraft und des Mittels der Wiederholung bedienen. Für Kinder wäre das ein Kinderspiel, leben sie doch noch ganz in einer Welt der inneren Bilder und der Vorstellungen, bis hin zu solchen magischer Art. Das dürfte auch der Grund sein, warum sich in dieser frühen Zeit Muster so schnell und tief verwurzeln. Wir Erwachsenen *wähn*en uns über solchen Kinderkram erhaben — mit dem Ergebnis, daß wir den unsere Wirklichkeit bestimmenden inneren Mustern hilflos ausgeliefert sind. Mit dem Machen unserer Hände und unserem starken Willen haben wir nachgewiesenermaßen keine Chance gegen Über- oder Untergewicht. Je mehr wir wollen und uns anstrengen, desto größer wird der Widerstand der tieferen Ebenen. Der Gewichtsregler nimmt seine Befehle sowieso nur vom jeweils herrschenden inneren Muster entgegen. Aber so weit brauchen wir gar nicht zu gehen. Wir sind mit Hilfe unseres Willens ja nicht einmal in der Lage, eine halbe Minute keinen Gedanken zu haben.

Mit dem reinen Willen haben wir also von jetzt an keine Chance, auch wenn er uns bis hierher manch guten Dienst erwiesen hat und uns auch in Zukunft helfen kann, bei der Stange zu bleiben.

Was die inhaltliche Verwirklichung des neuen formgebenden Feldes angeht, kann uns Träumen viel mehr nützen als Wollen. Die Chance, das neue Muster zu verankern, wächst, wenn wir von ihm träumen können und ihm in unserer inneren Bilderwelt einen festen Platz sichern. Dieser Schritt ist gar nicht schwer, denn die meisten Menschen sind sich schon lange ihrer Traumfigur bewußt und träumen folglich von ihr. Diese Träume sollten jetzt intensiviert werden, ja es wäre sogar hilfreich, diese Traumfigur konkreter zu fassen, sie zu malen oder in einer Collage aus Fotos zusammenzubasteln, so daß ein festumrissenes Bild von ihr existiert. Es könnte sogar sinnvoll sein, dieses eigene Traumbild in der Brieftasche mit sich zu tragen, um es jederzeit griffbereit zu haben, noch bevor die alte Gewohnheit nach uns greifen kann. Wenn man lange genug schwanger

mit der neuen Form geht, wird man sie irgendwann auch zur Welt bringen.
Wichtig ist es nun auch, sich täglich Zeit zu nehmen, in Tagträumen in diese Traumfigur zu schlüpfen und darin zu leben und sich dieses Leben in deutlichen Umrissen und leuchtenden Farben auszumalen. Je eindrucksvoller die Bilder sind, um so tiefere Eindrücke werden sie hinterlassen und desto wirkungsvoller das neue Feld in uns verwirklichen.
Es gibt grundsätzlich zwei Möglichkeiten, mit solchen Bildern umzugehen, und wir können sie beide nutzen. Die eine ist die Methode, mit der jedes Opernglas arbeitet. Alles, was man dadurch betrachtet, rückt beeindruckend nahe heran, und man sieht sogar die winzigen Schweißperlen auf der Stirn des Heldentenors. Mit dieser Blickmethode arbeitet z. B. die Werbung. Da wird uns alles zum Anbeißen nahe gebracht in Großaufnahmen, bildfüllend, und das Wasser läuft uns im Munde zusammen. Anstatt nun auf die Werbung und ihre verführerischen Praktiken zu schimpfen, ist es viel schlauer, von der Werbung zu lernen und seine eigenen inneren Bilder auf dieselbe Art zu betrachten, so daß es Spaß und Lust macht und man sich gar nicht satt sehen kann an der eigenen neuen Figur und ihren Bewegungen. Großaufnahmen in Zeitlupe können hier besonders reizvoll sein.
Die andere Art der Betrachtung ergibt sich, wenn wir das Opernglas umdrehen. Plötzlich ist der Tenor sehr weit weg und sein Gesicht überhaupt nicht mehr erkennbar. Stellen Sie sich vor, Sie würden eine ganze Oper oder einen ganzen Film mit dieser Einstellung betrachten. Das Ganze würde sehr zurücktreten, Sie wenig beeindrucken und eher im Hintergrund verschwinden. Diese *Einstellung* mag sich etwa in Verführungssituationen bewähren, um inneren Abstand zu angebotenem Essen zu bekommen, wenn einen die Genüsse einer opulenten Tafel geradezu anspringen und verschlingen wollen. Dann dreht man das Opernglas in Gedanken einfach um.

Zum Einstieg in die schlanke Welt können wir also das Opernglas als Schlüssel benutzen, indem wir die neue schlanke Figur ganz nahe heranholen oder den »Spieß« umdrehen und das alte dicke Muster weit zurücktreten lassen.
Es hängt vieles von der jeweils richtigen Einstellung ab. Solche kleinen Tricks können sehr hilfreich sein, aber auch gefährlich, wenn man sie ins Gegenteil verkehrt: die eigene Traumfigur nur winzig und in weiter Ferne sieht und dafür alle kulinarischen Verführungen in nächste Nähe heranholt. Dann wird man die Geister, die man gerufen hat, manchmal wirklich nicht mehr los.
Bei alldem und bei allen Tricks ist es von großer Wichtigkeit, ehrlich zu bleiben. Das Phantasieleben in der schlanken Rolle zeigt dann nämlich auch seine Kehrseite sehr deutlich: All die Vorteile der dicken Trutzburg sind nun verschwunden, die Bewegungen im schlanken Land sind leichter und eleganter, anregender und aufregender, aber nicht nur für einen selbst. Es hat keinen Zweck, hier nun den rosa Filter vor das innere Auge zu setzen, genauso wie es unsinnig ist, mit dem Graufilter der Depression und Resignation alles grau in grau und grauenhaft zu sehen.
Mit einem ehrlichen Blick und der richtigen Einstellung aber läßt sich immens viel lernen, etwa wann man eine bekannte, x-mal erlebte Situation nun einmal bewußt schlank durchlebt und alle Veränderungen dabei registriert.
Was auf den ersten Blick sehr leicht erschien, mag auf den zweiten ehrlichen Blick durchaus schwierig sein, ein ganz neues Verhalten erfordern, auch eine innere Umpolung notwendig machen. Es ist vor allem wichtig, darauf zu achten, was sich durch die neue Form alles wandelt. Manches wird dann eben auch schwieriger. Die Reaktionen der anderen Menschen auf einen selbst werden sich verändern, und auch von einem selbst werden plötzlich andere Reaktionen erwartet.
Nun kommt uns all das im ersten Teil des Buches erworbene

Wissen über das alte Muster zugute. In solchen Tagtraumreisen können wir nun erleben, was uns das Übergewicht früher gebracht hat, denn nun fehlen uns all der Schutz und die Geborgenheit, die angenehme und die unangenehme Isolierung. Der Ausweg und die Flucht ins Essen kommt nun im neuen Muster für uns nicht mehr in Frage, und so müssen wir uns stellen, manches durchstehen und uns im Übertragenen statt im Konkreten durchbeißen. So mögen diese Tagträume, vor allem anfangs, recht anstrengend sein.
Andererseits bieten sie sich auch an, die neuen Möglichkeiten zur Befriedigung unserer sinnlichen Bedürfnisse auf der Ebene der inneren Bilder vorzuleben. Auf diese Weise wird sich nicht nur das neue formgebende Feld mit jeder Tagtraumreise, die wir in der neuen Figur machen, fester verankern, wir können diese Ebene auch weiter benutzen, um zusätzliche Klarheit über das alte Muster zu erlangen, und es so, Stein um Stein, bewußt abbauen.
Anfangs mag dieses Spiel mit Phantasiebildern kindlich erscheinen, dann ist es gut, sich zu erinnern, daß auch das alte Muster, gegen das wir so lange vergeblich gekämpft haben, aus solch einfachen kindlichen Bildern aufgebaut ist und wahrscheinlich seine wesentlichen Impulse aus der Kindheit bezieht. Auf der Ebene der inneren Bilder geht es nicht um komplizierte Dinge, Zusammenhänge, Philosophien oder abstrakte Gedanken, sondern um ganz einfache, von selbst einleuchtende Bilder, wie sie eben jedes Kind sofort erfaßt. Entscheidend ist, sich ganz auf diese einfache Vorstellungswelt einzulassen. Je klarer wir uns die Bilder machen, je mehr Emotionen wir mitschwingen lassen, desto tiefer sinken sie ein und desto schneller wird sich das neue Muster, in dem wir unsere neue Rolle spielen, stabilisieren.
Es ist sogar sinnvoll, noch einen Schritt weiter zu gehen und einen richtiggehenden Dialog mit dem neuen und auch mit dem alten Muster aufzunehmen, sie sozusagen wie eigenständige

Personen anzusprechen. Tatsächlich leben ja verschiedene Persönlichkeitsanteile in uns, und einem sind wir auch schon begegnet, dem früheren »inneren Schweinehund«. Ihn in ein Gespräch zu verwickeln auf der Basis seines neuen Namens und zur Mitarbeit zu bewegen wäre jetzt angezeigt. Niemand kennt die Schwierigkeiten, die auf uns zukommen, besser als dieser Persönlichkeitspol.

Ein Gespräch mit ihm kann ganz ähnlich ablaufen wie eine Phantasiereise in die Welt unserer neuen Rolle. Wir können mit einer Vorstellung beginnen, wie dieser Persönlichkeitspol aussehen könnte. Vielleicht ist er dick wie jener Teil von uns, den er so lange erhalten hat, und dann vertrauen wir dem Fluß unserer Gedanken, und es wird gerade immer der *erste Gedanke* sein, der uns am besten leitet. Bei all diesen Gesprächen ist es wichtig, darauf zu achten, daß unser Partner mit dem ersten Gedanken spricht. Wir fragen ihn irgend etwas, und sofort wird uns eine Antwort einfallen, und das ist seine. Auf diese Art und Weise können wir wichtige Hinweise für unseren Weg erlangen, könnten uns beispielsweise von unserem Schutzpol berichten lassen, ob er mit den Möglichkeiten zufrieden ist, die wir in Zukunft statt Essen zu seiner Befriedigung wählen wollen. Gegebenenfalls könnte er uns auf noch bessere hinweisen. Durch Übung werden solche Gespräche immer leichter funktionieren. Natürlich können sich auch die nachgeordneten Persönlichkeitsteile melden, die vom alten Eßmuster profitiert und zu ihm beigetragen hatten, etwa der Machtpol und der Genußpol. Vielleicht ist einer von ihnen durch die schon eingetretene Verschiebung des Gleichgewichts in eine schwierige Situation geraten, braucht Hilfe und kann uns seinerseits helfen.

All diese Reisen in die Welt der Vorstellung gelingen um so besser, je entspannter und ruhiger die Atmosphäre ist. Es ist wichtig, ungestört und für sich zu sein. Sanfte, entspannende Musik im Hintergrund wirkt erleichternd. Wer bisher wenig Erfahrung mit dieser Art der inneren Reisen hat, wird anfangs wahr-

scheinlich besser mit »fertigen« Meditationen, die diese Vorbedingungen von sich aus schaffen, zurechtkommen. Die zu diesem Buch erschienene Kassette ist gleichzeitig Einführung in diese Art der Meditation als auch Hilfsmittel, um in die Tiefe des eigenen Musters zu finden. Bei ihrer Benutzung ist es vor allem wichtig, die beiden geführten Meditationen möglichst häufig zu machen, um so mit jedem Mal tieferen Zugang zur eigenen Bilder- und Phantasiewelt zu finden und sich gleichzeitig im eigenen Essensmuster besser zurechtzufinden.*
Ein fester Platz im Tagesablauf wäre sowohl für die Meditationen von der Kassette als auch die eigenen zumindest in den ersten Wochen zum Aufbau des neuen Musters sehr wünschenswert. Ideal wäre jeweils vor den Mahlzeiten, weil dann das neue Bild von einem selbst und vor allem das neue Essensmuster mit Sicherheit frisch im Bewußtsein ist. Das ist besonders wichtig, solange es noch nicht tief ins Unbewußte gesunken und an den Platz des alten Feldes getreten ist.
Felder haben — in diesem Fall leider — ihr Eigenleben. Wir sprechen dann von der *Macht der Gewohnheit*. Auch wenn ein Feld schon seinen Sinn verloren hat, kann es deshalb noch weiterexistieren, und es bedarf eines ziemlichen Energieaufwandes, es aufzulösen. Besonders deutlich mag das jetzt in Situationen werden, in denen wir früher, und zwar unbewußt, gegessen haben, etwa beim Fernsehen und überhaupt zwischendurch. Bevor man sich versieht, hat man schon eine Ladung Erdnüsse oder Chips im Mund. Deshalb ist es in der ersten Zeit des Musteraustausches besonders wichtig, möglichst bewußt zu bleiben und auf solche Momente und Plätze (den Fernsehsessel) ein wachsames Auge zu haben. Immer dann, wenn einen das alte Muster noch einmal in Versuchung bringt, kann es gut

* In diesem Zusammenhang ist auch die Kassette »Selbstgespräch« aus dem Programm »Mikrokosmos — Makrokosmos« empfehlenswert, auf der es darum geht, die eigene Vergangenheit zu heilen und sich in den verschiedenen Lebensmustern zurechtzufinden (Edition Neptun 1987).

sein, die Augen einen Moment lang zu schließen und ein kurzes inneres Gespräch mit den beteiligten Persönlichkeitspolen zu beginnen. Mit jedem Sieg des neuen Musters wird es stärker, und gleichzeitig und parallel dazu wird die Luft aus dem alten entweichen. Hat man ein gutes Verhältnis zum alten Muster aufgebaut, sieht es dem Untergang seiner alten Form gelassen entgegen, schließlich werden seine Interessen mit neuen Möglichkeiten weiter und sogar besser abgedeckt.

Manchmal kann es auch genügen, sich ganz kurz die eigene Idealfigur vor dem inneren Auge zu vergegenwärtigen, um kleinen Anfechtungen zu begegnen. Oder aber man wirft tatsächlich einen Blick auf das ganz konkrete Bild von sich in der neuen Rolle, das man bei sich (in der Brieftasche) trägt.

Besonders der Anfang ist schwer. Mit jedem geschafften Schritt, jeder gemeisterten Versuchung, wird es leichter, und bald kann daraus ein angenehmes Spiel werden. All die kleinen, leckeren Versuchungen verlieren die Macht über einen, und statt dessen gewinnt man selbst immer mehr an Macht über und Zutrauen zu sich. Schon relativ bald können Stolz und Zufriedenheit in solchen Momenten die Oberhand gewinnen, so wie dieselben Erdnüsse früher beim Schlucken kurz ein gutes Gefühl vermittelten, tun sie es jetzt viel länger, in ihrem Schälchen liegend und die Gewißheit ausstrahlend, daß sie morgen nicht Teil des eigenen Bauchspecks sein werden. Das Motto »Was ich heute nicht esse, werde ich morgen nicht wiegen!« ist ebenso erleichternd wie selbstbewußtseinsstärkend.

Während dieser Zeit des Ummusterns kann einem zusätzlich vieles klarwerden, vor allem was die Art des Essens anbelangt. Schon durch die meditativen Zeiten des inneren Dialogs oder Bilderbetrachtens kurz vor dem Essen wird man automatisch ruhiger und gelassener bei Tisch sein. Es wird einem bald klarwerden, wie man früher gegessen hat, einfach schon durch den deutlichen Unterschied zum neuen Eßmuster.

Hatte man damals große Mengen in kurzer Zeit verschlungen,

werden es jetzt eher kleine in langer Zeit sein. Ausdrücke wie Mahl*zeit* und Brot*zeit* werden plötzlich wieder zu ihrem alten Recht kommen. Denn Essen und erst recht Genießen erfordern Zeit. Dadurch, daß wir sie gewähren, wird der sinnliche Genuß wie von selbst beträchtlich wachsen. In Schlund und Speiseröhre haben wir nämlich gar keine Sinnesorgane und können hier tatsächlich nur den mechanischen Bewegungsreiz spüren. Auch das Völlegefühl des überblähten Magens ist ein »Genuß«, auf den man bald gern verzichtet. Die echte Möglichkeit, mit unseren Sinnen zu genießen, besteht nur, solange die Nahrung im Mund ist und gekaut wird, denn nur auf Zunge und Gaumen liegen jene Geschmacksknospen, die uns den sinnlichen Genuß der Nahrung vermitteln. Hinzu kommt noch die Nase, mit der wir das Aroma genießen. Bei bewußterem Essen wird sich also die echte Eßzeit verlängern und der Genuß entsprechend steigen.

Ein zweiter, mindestens ebenso wichtiger Effekt wird bald hinzukommen. Durch die enge Verbindung mit unserer Idealfigur und der Übernahme der Verantwortung für das neue innere Gleichgewicht wird sich auch das Verhältnis zur Nahrung selbst wesentlich verändern. Haben wir früher oft unbewußt gegessen und uns das Essen nur halbherzig gegönnt, weil zwar das alte Muster dafür war, unser Bewußtsein aber nur zähneknirschend und mit dem Gefühl des Versagens mittun konnte, ist die Lage jetzt entspannt eindeutig. Was wir essen, werden wir bewußt und mit Genuß zu uns nehmen, da inneres Muster und bewußter Wunsch im Einklang sind. Beide werden mehr Genuß an weniger haben als früher an viel. Es bedarf nur einiger weniger Mahlzeiten, um ihre Überlegenheit gegenüber den früheren Schlingzeiten zu erleben. Hinzu kommt, daß das innere Muster und damit auch wir selbst noch eine Menge *not*wendige Zuwendung über all die neuen, vom Essen unabhängigen Maßnahmen zur Stabilisierung des neuen Gleichgewichts erhalten. Auch das wird mit der Zeit immer mehr Spaß und Genuß bringen.

Der größte Unterschied durch die *Ausmusterung* des alten Feldes und die *Anmusterung* des neuen wird in der enormen Entlastung des Essens liegen. War das Essen früher mit vielen Aufgaben und Bedeutungen befrachtet, ist es jetzt geradezu erleichtert und wird dadurch zu einer Art Luxus, der um seiner selbst willen genossen werden kann.

Wir gelangen vom Leistungs- zum Luxusprinzip. Das wird wiederum zu klaren Entscheidungen beitragen. Es wird nun ziemlich leicht sein, sich vorher vorzunehmen, wieviel man essen will, und genauso leicht, das auch einzuhalten. »Weniger ist mehr« wird so zur Erfahrung. Was man ißt, wird zum bewußten Genuß. Das »Nicht-enden-Können« hat mit dem alten Muster abgemustert, war es doch Ausdruck jenes Hungers, der sowieso auf anderes als Essen zielte. Mit der Abmusterung des unbewußten Essens, das jeweils ein schlechtes Gewissen nach sich gezogen hatte, wird das Gewissen natürlich freier und das Lebensgefühl positiver, die Stimmung gehobener.

Eine auf den ersten Blick sehr eigenartige Erfahrung von Menschen, die diese Ummusterung vollzogen haben, hängt mit der Erfahrung zusammen, daß bewußt Genossenes kaum dick macht. Es sind im Gegenteil gerade jene mit schlechtem Gewissen, quasi heimlich, *verdrückten* Tortenstücke, die wir uns nicht bewußt gönnen, die uns dick werden lassen — so wie ein Teil von uns sie auch immer »dick« hatte. Selbst wenn wir im Rahmen des neuen Musters einmal viel essen, etwa aus lauter Lust am Genuß auf den vollen Magen noch üppig Nachtisch füllen, wird das bewußt und damit auch langsamer geschehen und wird uns kaum fett machen. Das mag ein wenig wunderbar klingen, und da hilft nur, es selbst zu erleben.

Hinzu kommt, daß sich nach jedem bewußten »Über-die-Stränge-Schlagen«, das wir uns aus ganzem Herzen gönnen, eine ganz natürliche Pause einstellt. Der Körper wird längere Zeit als üblich brauchen, um wieder Hunger zu entwickeln. Jetzt aber *ist man so frei*, auf ihn zu hören und Pause zu machen.

Natürlich ist es auch bei solch einer Gelegenheit, z. B. angesichts eines üppigen Banketts, möglich, den inneren Dialog mit dem inneren Muster aufzunehmen. In der Übergangszeit der Umstellung der inneren Weichen sind manchmal auch Kompromisse sehr nützlich, etwa sich heute abend den vollen Genuß eines Festessens zu gönnen und dafür morgen eine ebenso bewußte Salat- und Obstphase einzuschieben. Das hat verschiedene Vorteile. Zum einen kann man das Fest solcherart voll genießen, zum anderen bleibt das neue Muster in Kraft, und der folgende Tag wird ebenso genüßlich, weil *auf der ganzen Linie* entlastend und erleichternd.

Die größte Sünde nicht nur, aber auch beim Essen, die Unachtsamkeit, wird so mit dem alten Muster Mahl für Mahl ausgemustert. Im Idealfall wird jedes Mahl ein bewußter Genuß, auf den man sich freut. Gleichzeitig ist damit aus der banalen Gewohnheit ein Ritual geworden. Aus Gewohnheiten Rituale zu formen ist aber der beste Weg zur eigenen Entwicklung und letztendlichen Befreiung.

Früher, bei unseren Vorfahren, war Essen wohl immer mit dem Ritualgedanken verbunden und Gottesdienst, Opferhandlung und Mahlzeit in einem. Noch heute zeugen deutliche Spuren davon: Da ist das Tischgebet vor dem Essen und hin und wieder auch die Sitte, sich vor dem Mahl die Hände im Kreis zu reichen. Wir wünschen uns »guten Appetit« oder »Wohl bekomm's«, achten darauf, gemeinsam zu beginnen, stoßen gemeinsam an. Auch die Tischsitten erinnern an den früheren Ritualcharakter: die Form des runden Tisches oder der langen Tafel, die Sitzordnung, die dem Oberhaupt einen besonderen Platz einräumt, Tischreden und schließlich die Dekoration, die von Blumengestecken über Kerzen bis zur feierlichen Kleidung der Teilnehmer reicht. Auch heute noch achten viele Menschen auf die Harmonie des Ganzen, darauf, daß die Getränke zum Essen passen und die Gäste zueinander und daß die Reihenfolge der Speisen ihre innere Stimmigkeit hat.

Drei Rituale pro Tag können, ein ums andere Mahl, auch noch uns Modernen den Weg bereiten. Damit hätten wir die geniale Situation, uns essend dem Ziel zu nähern. Das Ziel aber ist nichts anderes als das Paradies oder jenes Schlaraffenland, wo Milch und Honig fließen. Wir essen uns also den Weg frei, heim ins Schlaraffenland.

Hierin mag vielleicht auch die Verlockung für jene durchscheinen, die auf der anderen Seite des Problems leben und gar keine Lust an Essen und Gewicht haben und eher spindeldürr sind. Ihnen steht — auch wenn wir hauptsächlich das dicke Gegenteil beschrieben haben — natürlich derselbe Weg offen. Das alte Muster läßt sich auf dem genau gleichen Weg aufspüren und das neue ähnlich finden. Hatten wir den Dicken gesagt, was sie bewußt genießen, macht sie nicht dick, hätten wir besser sagen sollen: »Was bewußt gegessen wird, kann nicht schaden.« Im bewußten Vollzug praktisch jeder Tätigkeit liegt ein eigenartiges und tiefes Geheimnis. Immer arbeitet Bewußtheit in die für uns beste Richtung. Ich habe es schon mehrfach erlebt, daß Kettenrauchern, die es auf achtzig Stück am Tag brachten, bei *einer* bewußt und rituell gerauchten Zigarette übel wurde. Atemtherapeuten ist es eine tägliche Erfahrung, daß einige bewußte Atemzüge die Bewußtseinsebene vollkommen verändern können, obwohl man doch schon immer geatmet hatte, aber eben unbewußt.

Insofern bestehen auch für Untergewichtige einige Chancen, mit der Durchleuchtung jenes Musters, das sie so dünn sein läßt, Zugang zu einem neuen Muster zu finden, das ihnen mehr Genuß und Gewicht erlaubt. Allerdings wird gerade in dieser Zeit und Gesellschaft das schlanke Leistungsprinzip nicht so leicht abmustern zugunsten eines rundlich-gemütlichen Genußprinzips. Möglich jedoch ist es, und die im folgenden beschriebene Hilfe auf dem Weg, das Fasten, ist seltsamerweise das beste Mittel auch dazu.

2. Heilfasten — auf dem Weg zur eigenen Mitte

Daß bewußtes Fasten ein Weg zum Abnehmen ist, mag wenig erstaunen, daß es aber auch zum Zunehmen verhelfen kann, ist auf den ersten Blick wenig einleuchtend. Der Schlüssel liegt auch hier im Wörtchen »bewußt«. Bewußtes Fasten hat die Tendenz, uns langfristig zur Mitte zurückzuführen, ganz unabhängig von seinen kurzfristigen Auswirkungen. Natürlich wird man in der Zeit des Fastens auf alle Fälle abnehmen, in den Wochen und Monaten danach entwickelt der Organismus aber ein merkbares Bestreben, sein bestes Gewicht zu verwirklichen. Hat jemand erkannt, daß sein altes Muster auf zu hohem Ehrgeiz und zu niedrigem Gewicht eingerastet ist, können z. B. häufigere kurze Fastenperioden (von wenigen Tagen) dem Organismus einen Anstoß geben, seine Politik zu überdenken. Es ist tatsächlich die einzige mir bekannte Möglichkeit, die es häufig noch in scheinbar aussichtslos dünnen Situationen erlaubt, körperlich zuzulegen.

Hat man dagegen den Verdacht, daß das eigene formgebende Feld auf zu hohem Gewichtsniveau festgefahren ist, bieten sich eine, maximal zwei längere Fastenzeiten (von einigen Wochen) pro Jahr an. Solch eine längere Fastenzeit ist eine sehr gute Chance, die wir dem Übergewicht verdanken — ein weiterer Grund, ihm dankbar statt gram zu sein. Je mehr Gewicht wir zugeladen haben, desto länger können wir unbesorgt fasten. Bewußtes Fasten ist aber die gründlichste Reinigung, die wir unserem Organismus angedeihen lassen können, sowohl in körperlicher als auch in seelischer Hinsicht. Insofern bietet die Fastenzeit eine ideale Möglichkeit, Psychotherapie mit körperlichen Hilfsmaßnahmen zu verbinden. In unserem Fall läßt es sich deshalb wunderbar einsetzen, um beide Schritte, die Durchleuchtung und Annahme des alten Musters und den Aufbau des neuen, zusammenzubringen. Während wir kontinuierlich Ballast abwerfen und den körperlichen und seelischen Mülleimer

entleeren, werden uns beim Verarbeiten des Alten, wie von selbst, viele alte seelische Strukturen zu Bewußtsein kommen und uns das Annehmen des alten formgebenden Feldes erleichtern. Gleichzeitig wird es aber lockerer und leichter zu ersetzen, weil wir es ja nicht weiter nähren, wenn wir uns jeder Nahrung enthalten. Dieses radikale, d. h. bis an die Wurzeln gehende, Brechen mit der Gewohnheit des Essens bricht auch, bis zu einem gewissen Grad, das Muster hinter dem Essen.
Somit wird die Aufbauzeit nach dem Fasten zu einer idealen Möglichkeit, die während des Fastens gewonnenen Erkenntnisse über das eigene Muster in die Praxis umzusetzen. Dem neugefundenen formgebenden Feld bietet es die beste Existenzgrundlage überhaupt. Hinzu kommt, daß sich ja auch äußerlich eine Menge getan hat und wir uns der Idealfigur zumindest genähert haben, wenn sie nicht überhaupt schon verwirklicht ist. Insofern haben wir uns dem neuen Lebensziel von den beiden entscheidenden Seiten gleichzeitig angenähert.
Weiter oben wurde betont, wie wichtig es ist, von dem bereits verwirklichten Ideal zu träumen, um das neue Feld im Bewußtsein zu verankern, von wo es allmählich in tiefere Schichten absinken kann. Wenn man es gleichzeitig in der Realität verankert, ist das natürlich noch um vieles besser. Das neue Muster kann so in vom Körper schon verwirklichten Bahnen nachwachsen, während der Körper bereits am Ende einer längeren Fastenkur das neue Muster fest und sicher gefügt vorfindet und sich sogleich an das neue Programm halten kann. Körper und Seele profitieren so in genialer Weise voneinander.
Ob Sie sich nun für das Fasten entscheiden oder nicht, es bleibt auf jeden Fall sinnvoll, nach einer entsprechenden Doppelstrategie zu verfahren. An ihrem Fehlen kranken die allermeisten anderen Verfahren. Da wird der Körper mit Diät *auf Linie* gebracht, und die Illusion, daß das Bewußtsein schon von allein nachziehen werde, zerstört wieder alles. Der umgekehrte Weg einer reinen Psychotherapie ist zwar erfolgversprechender,

wenn er aber nicht von Hilfen, auch die neue Linie zu finden, begleitet ist, sind hier ebenso die Mißerfolge programmiert.
Beim Fasten kommt als nicht zu unterschätzender Faktor noch hinzu, daß Meditationen während der Fastenzeit leichter ablaufen und tiefer führen. All die *not*wendigen inneren Gespräche mit den verschiedenen seelischen Instanzen, die an dem neuen Weg mitarbeiten, werden insofern leichter fallen und mehr bringen. Fasten macht sensibel und aufnahmebereit für innere Vorgänge. Es ist eine Therapiemaßnahme, die uns weit auf den weiblichen Pol der Wirklichkeit führt und all die (männlichen) Machertendenzen deutlich in den Hintergrund treten läßt. Auch das ist ideal für unsere Zwecke.
Bei allem Lob des Fastens darf nie übersehen werden, daß es hier immer um *bewußtes* Fasten geht, das nichts mit Hungerkuren oder Nulldiät zu tun hat. Hungern und Fasten verhalten sich zueinander wie, auf dem anderen Pol, Astronautennahrung aus der Tube zu einem Festmahl mit fünf Gängen.
Zum Fasten ist eine gute Anleitung und die notwendige Zeit Voraussetzung. Man wird dadurch gesünder und braucht weniger denn je Ärzte. Meist, vor allem wenn man außer dem Gewichtsproblem gesund ist, ist auch während der Fastenzeit ein Arzt überflüssig. Häufig sind Ärzte, die im mechanistischen Denken der Schulmedizin gefangen sind, dabei sogar ausgesprochen hinderlich. Nachdem sie ansonsten pfundweise ihre Chemie verschreiben, die mit großer Wahrscheinlichkeit die Selbsthilfeprogramme des Organismus blockiert, werden sie gerade beim Fasten oft ausgesprochen sensibel: Da wird dann sogar von Internisten um die empfindlichen Körpergleichgewichte gebangt. In Wirklichkeit stellt Fasten die von Pillenbergen geschädigten Körpergleichgewichte wieder her. Das wird an vielen Organen wie Leber, Herz und Nieren deutlich. Besonders hilfreich ist es, wenn der Magen zurück zu seiner angestammten Form findet. Im völlig überdehnten Zustand gibt er nämlich kaum noch Sättigungssignale von sich. Es ist das

die verbreitete Situation des enormen und abnormen Appetits und ewigen Hungers. Nach dem Fasten wird er erstaunlich frühzeitig zu verstehen geben, daß er genug hat, und das neue Muster solcherart unterstützen.
Wer einen Arzt zur Seite hat, der sich mit ganzheitlichen Heilmaßnahmen befaßt oder doch wenigstens offen dafür ist, kann sich natürlich auch hier Unterstützung holen. Das Fasten kann sogar Anlaß sein, diesen Arzt zu finden. In jedem Fall wird einem während des Fastens ein ungleich verläßlicherer Begleiter im eigenen inneren Arzt erwachsen. Eine Anleitung zum Fasten, die den angesprochenen Kriterien gerecht wird und die Ideen dieses Buches weiterträgt, wäre *Bewußt Fasten*.*

* Rüdiger Dahlke: *Bewußt Fasten*, Waakirchen 1980.

XII Schluß: Jedes Ma*h*l — eine neue Chance

So wie es in der Entwicklung vom Kind zum Erwachsenen Rückfälle gibt, wird es sie auch auf dem weiteren Lebensweg immer wieder geben. Das einzig Wichtige ist, nicht auf der unreifen Stufe stehenzubleiben, sondern sich immer wieder von neuem auf den Weg zu machen. Solche Regressionen ins alte Muster, das als Hülle noch einige Zeit weiterbesteht, wird es auch auf dem Weg zur »Traumfigur« geben. Es gibt weder einen Grund, sie sich über die Maßen übelzunehmen, noch an ihnen hängenzubleiben. Es sind kleine Fehler, die auf etwas noch Fehlendes hinweisen. Vielleicht hatte das alte Muster noch einen Haken, den wir übersehen hatten und an dem wir nun *not*wendigerweise hängenbleiben. Vielleicht fehlte auch noch ein wichtiger Eckstein zum neuen Muster, den wir durch den Umweg finden; nur um dann vollständiger weiterzugehen.
Wenn wir die Schlüssel für den ganzen Weg im Bewußtsein behalten, nämlich Achtsamkeit und Ehrlichkeit, kann alles gelingen. Der Weg ist immer da, nicht gerade breit, aber findbar. Es ist keine Schande, sondern ein Zeichen von Ehrlichkeit und Vernunft, wieder von vorne anzufangen oder an dem Punkt, der einem am schwersten fällt. Ein neues Muster entsteht nicht dadurch, daß man einen Prozeß einmal begreift, sondern dadurch, daß man ihn immer wieder nachvollzieht, bis er tief in uns eingesunken ist. So wie ein Gebet ja auch nicht nur ein einziges Mal gesprochen wird und dann nie wieder, so wird man auch eine Meditation nicht nur ein einziges Mal machen.
Jede Mahlzeit — jedes Essen — bietet eine neue Chance, ins neue Fahrwasser zu kommen und dort weiterzureisen bzw. zu -essen, den ganzen Weg bis ins Schlaraffenland.

Vom Essen und Trinken

Darauf sprach ein alter Mann, ein Gastwirt: »Rede uns vom Essen und Trinken.«
Und er sprach also:
Ach! könntet ihr doch leben vom Duft der Erde und euch nähren am Licht, gleich einem Luftgewächse!
Aber da ihr gezwungen seid zu töten, um zu essen, und zu rauben dem Neugeborenen seiner Mutter Milch, um euren Durst zu stillen, so machet aus dem Zwang einen Akt der Verehrung.
Und euer Tisch sei ein Altar, auf dem das Reine und Unschuldige aus Wald und Flur geopfert werde für das, was im Menschen noch reiner und unschuldiger ist.
Tötet ihr ein Tier, so spreche euer Herz zu ihm:
»Durch die gleiche Macht, die dich erschlägt, werd' ich erschlagen; und auch ich werde verzehret.
Denn das Gesetz, das dich ausliefert meiner Hand, liefert mich einer mächtigeren Hand aus.
Dein Blut und mein Blut ist nichts als der Saft, der den Baum des Himmels nähret.«
Und zermalmt ihr einen Apfel unter den Zähnen, so spreche euer Herz zu ihm:
»Dein Same wird leben in meinem Körper,
Und deine Knospen von morgen werden aufblühn in meinem Herzen,
Und dein Duft wird mein Atem sein,
Und gemeinsam werden wir uns freun aller Zeiten des Jahres.«
Und im Herbste, wenn ihr die Trauben eurer Weinberge für die Kelter erntet, so spreche eurer Herz:
»Auch ich bin ein Weinberg, und meine Trauben werden gelesen für die Kelter,

Und gleich neuem Weine werd' ich verwahrt in ewigen Gefäßen.«
Und im Winter, wenn ihr den Wein zapfet, sei ein Lied in eurem Herzen;
Und in dem Lied sei ein Gedenken an die Tage des Herbstes und an den Weinberg und die Traubenkelter.

aus *Kahlil Gibran »Der Prophet«*

Informationen zur Arbeit von Rüdiger Dahlke

Adresse: Heil-Kunde-Zentrum, 84381 Johanniskirchen,
Schornbach 22, Tel.: 0 85 64/819, Fax: 0 85 64/14 29

Bücher

Krankheit als Symbol – Handwörterbuch der Psychosomatik, München 1996

Krankheit als Sprache der Seele – Be-Deutung und Chance von Krankheitsbildern, München 1992

Lebenskrisen als Entwicklungschancen – Zeiten des Umbruchs und ihrer Krankheitsbilder, München 1965

Krankheit als Weg – Deutung und Be-deutung der Krankheitsbilder (mit T. Dethlefsen), München 1983 (alle bei Bertelsmann)

Mandalas der Welt – Ein Meditations- und Malbuch, München 1985

Der Mensch und die Welt sind eins – Analogien zwischen Mikro- und Makrokosmos, München 1987

Reisen nach Innen – geführte Meditationen auf dem Weg zu sich selbst (+ 2 Kassetten), München 1994 (alle bei Hugendubel)

Bewußt Fasten – Ein Wegweiser zu neuen Erfahrungen, München 1980, Urania Verlags AG

Spirituelles Lesebuch – (mit Margit Dahlke), Scherz Verlag 1996

Die Spirituelle Herausforderung – der Esoterikboom, Ursachen und Chancen (mit Margit Dahlke), Heyne TB

Erde – Feuer – Wasser – Luft – (Photos: Bruno Blum), Bauer Verlag, Freiburg 1965

Das Spirituelle Lesebuch (mit Margit Dahlke), O. W. Barth-Verlag, München, Bern 1996

Malblock »Mandalas aus West und Ost und aus der Mitte«, Neptun Music, München

In der Knaur Taschenbuchreihe »Alternativ Heilen«

Die Psychologie des blauen Dunstes – Be-Deutung und Chance des Rauchens (mit M. Dahlke), München 1989

Gewichtsprobleme – Be-Deutung und Chance von Über- und Untergewicht, München 1989

Herz(ens)probleme – Be-Deutung und Chance von Herz-Kreislauf-Problemen, München 1990

Verdauungsprobleme – Be-Deutung und Chance von Magen- und Darmproblemen (mit R. Hößl), München 1990

Vorträge (Audiokassetten)

Nikolaus Girerer, Bruckner Allee 14, A-5700 Zell am See, Tel. und Fax: 00 43/65 42/5 52 86

1. Der Mensch und die Welt sind eins, 2. Krankheit als Weg, 3. Krankheitsbilder unserer Zeit, 4. Sucht und Suche, 5. Fasten – Gesund durch Verzicht, 6. Krankheit als Sprache der Seele, 7. Heilung durch Meditation – Reisen nach Innen, 8. Gesunder Egoismus – Gesunde Aggression, 9. Lebenskrisen Lebenschancen, 10. Medizin der Zukunft, 11. Spirituelle Herausforderung, 12. Krankheit als Symbol.

Meditations-Kassetten und CDs bei Neptun Music, München, Tel.: 00 49/89/33 92 22

Reihe »Ganzheitliche Medizin« mit den Titeln: Tiefenentspannung, Innerer Arzt, Leber, Verdauungsprobleme, Gewichtsprobleme, Hoher Blutdruck, Niedriger Blutdruck, Rauchen, Krebs, Allergie, Rückenprobleme, Angst, Suchtprobleme, Kopfschmerzen; Lebenskrisen als Entwicklungschancen

Kindermeditationen: Ich bin mein Lieblingstier; 12 Sternzeichenmeditationen (mit Margit Dahlke)

Kassetten und CDs beim Bauer Verlag, Freiburg: Elemente-Rituale und Heilungsrituale (Musik: Shantiprem)

Reinkarnation (Videokassette), Modern Video Library, Baumreute 104, D-70199 Stuttgart